Buhl   Magersucht und Eßsucht

Charlotte Buhl

Magersucht und Eßsucht

Ursachen/Beispiele/Behandlung

Aus dem Norwegischen übersetzt
von Inger Michel

≡ **TRIAS** THIEME HIPPOKRATES ENKE

Umschlaggestaltung und
Konzeption der Typographie:
B. und H. P. Willberg, Eppstein/Ts.

Umschlagzeichnung:
Friedrich Hartmann, Stuttgart

*CIP-Titelaufnahme
der Deutschen Bibliothek:*

Buhl, Charlotte:
Magersucht und Eßsucht : Ursachen,
Beispiele, Behandlung / Charlotte
Buhl. Aus dem Norweg. übers. von
Inger Michel. Mit einem Geleitw. von
Dorothea Feucht. 2., durchges. Aufl.
– Stuttgart : TRIAS Thieme
Hippokrates Enke, 1991
    Einheitssacht.: Kampen om
    kroppen ⟨dt.⟩

Titel der Originalausgabe
Charlotte Buhl:
Kampen om Kroppen
Om anoreski, bulimi andre
spiseforstyrrelser
© 1985 Universitatsforlaget AS, Oslo

© 1987, 1991 Hippokrates
Verlag GmbH
Rüdigerstraße 14,
D-7000 Stuttgart 30
Printed in Germany
Satz: Druckhaus Götz KG,
D-7140 Ludwigsburg
(Linotype System 5 [202])
Druck: Gutmann, D-7100 Heilbronn

ISBN 3-89373-129-6   2 3 4 5 6

Wichtiger Hinweis:

Wie jede Wissenschaft ist die Medizin
ständigen Entwicklungen unterworfen.
Forschung und klinische Erfahrung erweitern unsere Erkenntnisse, insbeson-
dere was Behandlung und medikamen-
töse Therapie anbelangt. Soweit in diesem Werk eine Dosierung oder eine
Applikation erwähnt wird, darf der Le-
ser zwar darauf vertrauen, daß Autoren, Herausgeber und Verlag große
Sorgfalt darauf verwandt haben, daß
diese Angabe dem Wissensstand bei
Fertigstellung des Werkes entspricht.

Für Angaben über Dosierungsanwei-
sungen und Applikationsformen kann
vom Verlag jedoch keine Gewähr übernommen werden. Jeder Benutzer ist
angehalten, durch sorgfältige Prüfung
der Beipackzettel der verwendeten Prä-
parate und gegebenenfalls nach Kon-
sultation eines Spezialisten festzustel-
len, ob die dort gegebene Empfehlung
für Dosierungen oder die Beachtung
von Kontraindikationen gegenüber der
Angabe in diesem Buch abweicht. Eine
solche Prüfung ist besonders wichtig
bei selten verwendeten Präparaten
oder solchen, die neu auf den Markt
gebracht worden sind. Jede Dosierung
oder Applikation erfolgt auf eigene Gefahr des Benutzers. Autoren und Verlag appellieren an jeden Benutzer, ihm
etwa auffallende Ungenauigkeiten dem
Verlag mitzuteilen.

Zu diesem Buch

Eßstörungen und Gewichtsprobleme beschäftigen außer den davon direkt Betroffenen diejenigen, die sie bei Familienangehörigen und Freunden unmittelbar beobachten können, die verschiedenen Personen, die Patienten behandeln und auch die Forscher, die versuchen, diese Rätsel zu lösen. Ernährungsexperten und Journalisten sind ebenfalls mit diesem Thema beschäftigt, und sowohl Wochenblätter als auch Fachliteratur kommen mit Ratschlägen, wie z. B. Übergewicht, Magersucht (Anorexia nervosa) und Eßsucht mit Erbrechen (Bulimia nervosa) zu behandeln sind.

Eßstörungen werden verschieden gedeutet und behandelt. Die Behandlungsprinzipien müssen auf der Kenntnis beruhen, die wir vom Zustand, den Anzeichen der Krankheit und vom Befinden des Patienten haben.

Wir haben es in der Hauptsache mit zwei Behandlungsformen zu tun: Die medizinisch-biochemische Behandlungsweise beruht auf Forschungen der Inneren Medizin unter anderem über den Stoffwechsel, auf unterschiedlichen biochemischen Prozessen und Störungen der Hypophysenfunktion (Gehirn). Die Behandlungsmethoden basieren auf einer Änderung der Ernährung, der Zufuhr von Hormonen, Spurenelementen und Mangelstoffen, dem vorsichtigen Gebrauch von Medikamenten (mit noch recht unsicheren Resultaten) und chirurgischen Eingriffen (bei starkem Übergewicht).

Diese Behandlungsweise steht zum Teil in scharfem Gegensatz zu der psychologischen Behandlungsform, bei der Eßstörungen als Resultat und Ausdruck von psychologischen Konflikten verstanden werden. Die Behandlungsmethoden legen Wert auf die Gefühle und das Zusammenwirken im Verhältnis der Menschen zueinander. Es kann sich hierbei um Psychotherapie, Behandlung durch kurze Gespräche, Gruppentherapie und Familientherapie handeln. Auch die Verhaltenstherapie (Verhaltensmodifikation) wird von einigen angewendet. Zum psychologischen Modell gehört oft auch die Behandlung des Patienten mit allgemeinen medizinischen Methoden und die Änderung der Ernährung.

Verschiedene Ursachen der Eßstörungen werden laufend diskutiert. Es scheint so, als ob die meisten Kliniken die psychologischen Faktoren als maßgebend betrachten (S. BHANJI, 1979).

Vieles deutet darauf hin, daß es sich bei den verschiedenen Eßstörungen um uneinheitliche Zustände handelt. Somit bestehen zwischen den beiden genannten Behandlungsweisen nicht nur Gegensätze; sie können sich vielmehr in hohem Maße gegenseitig ergänzen.

Als Psychologin mit einem psychodynamischen und systemorientierten Bezugssystem gehe ich von der psychologischen Behandlungsweise aus. Ich bin der Auffassung, daß es sich bei der psychologischen Behandlung noch immer um die Methode handelt, die die besten Voraussetzungen für eine dauerhafte Besserung bietet, weil sie Kräfte bei dem Patienten und seiner Familie mobilisiert und davon ausgeht, daß Eßstörungen auf die gesamte Persönlichkeit und ihre Umgebung einwirken.

Dieses Buch beruht auf jahrelanger Erfahrung bei der Behandlung von Patienten mit verschiedenen Eßstörungen innerhalb und außerhalb des Krankenhauses. Zusätzlich zu eigenen Erfahrungen habe ich die Untersuchungen anderer Fachleute studiert und einen kleinen Teil dieser Literatur bei den Literaturhinweisen am Schluß dieses Buches angeführt.

Anliegen dieses Buches ist es, theoretische und praktische Kenntnisse zu sammeln; dabei sollen nicht perfekte Antworten gegeben, sondern Fragen gestellt werden, die zum Nachdenken anregen.

CHARLOTTE BUHL

Psychogene Eßstörungen

Die Zahl der Personen, die an schweren Eßstörungen leiden, ist in den letzten zehn bis 15 Jahren stark gestiegen (RUSSELL, 1981). Wir sehen immer mehr Menschen mit extremem Übergewicht, extremem Untergewicht oder gestörtem Eßverhalten; immer mehr leiden an einem gestörten Verhältnis zum Essen und zu ihrem Körper. Gleichzeitig steigt das Interesse an Körperkultur – an Trimmen, Jogging, Vollwertkost und Diät. Diese Beschäftigung mit dem Körper und der Ernährung zeigt sich unter anderem in den Reportagen der Massenmedien, in den Ratschlägen und Artikeln zum Idealgewicht, zum Schlankwerden und zur Diät. Man versucht uns einzureden, daß Erfolg und Glück vom Erreichen eines bestimmten Gewichtes abhängen; gleichzeitig werden wir dazu verlockt, Rezepte appetitanregender Speisen auszuprobieren. Die Konflikte, die mit der intensiven Beschäftigung mit dem Körper und dessen Gewicht verbunden sind, kommen in den Eß- und Gewichtsstörungen zum Ausdruck, die ärztliche Behandlung erfordern. Sie belasten Wohlbefinden, Gesundheit und Finanzen des einzelnen, der Familie sowie der Allgemeinheit.

Eßstörungen führen nicht immer zu Gewichtsproblemen. Die nicht wahrnehmbaren Störungen sind jedoch genauso ernst wie die wahrnehmbaren, manchmal sogar schlimmer, gerade weil sie wenig dramatisch scheinen. Was sind nun Eßstörungen, wo treffen wir sie an und was können wir dagegen tun?

Von offensichtlichen Eßstörungen sind meist Frauen betroffen. Deshalb bezeichne ich in diesem Buch die Person, die an einer Eßstörung leidet, im allgemeinen als Patientin und verstehe darunter auch Betroffene, die sich nicht in Behandlung befinden.

Die meisten Patientinnen kommen mit dem allgemeinen Gesundheitswesen in einem frühen Stadium der Krankheit in Berührung, bevor die Eßstörungen schwer oder chronisch geworden sind. Allzu oft werden die Beschwerden der Patientinnen bagatellisiert: die Eltern oder der Arzt haben Angst zu übertreiben, oder die Beschwerden werden als normal angesehen. Das Gefühl, dick zu sein und Trost im Essen zu suchen sowie Traurigkeit quälen viele junge Mädchen zeitweise. Wenn wir aber die Patientin, ohne es eigentlich zu wollen, nur kurz abfertigen, kann es passieren, daß wir die spezielle Intensität der

Beschwerden übersehen und nicht bemerken, daß es sich um ein ganzes Bündel ungleicher Symptome handelt, die einander verstärken – und den Beginn einer Magersucht (Anorexia nervosa) oder einer Eßsucht (Bulimia nervosa bzw. Bulimie) anzeigen. Wenn die Eßstörungen andauern, kann dies bei der Patientin oft zu einem negativen oder gestörten Verhalten führen, zu Isolation und sozialer Unsicherheit, Depression und Verzweiflung. Es ist wichtig, daß eine solch schädliche Entwicklung verhindert wird, und je früher die Krankheitssymptome erkannt werden, desto besser sind die Möglichkeiten für eine Behandlung.

Es ist deshalb wichtig, daß Personen, die mit diesen Patientinnen Kontakt haben – Lehrer, Eltern und Freunde, Angehörige des Sozial- und Gesundheitswesens – die Krankheitssymptome kennen und wissen, was sie zu tun haben.

Wir wissen nun einiges über Situationen und Probleme, die Magersucht bzw. Eßsucht auslösen können, und langsam beginnen wir auch zu verstehen, weshalb manche Menschen auf Schwierigkeiten mit Eßstörungen reagieren. Dagegen ist die Kenntnis von wirksamen Behandlungsmodellen, die zu einer dauerhaften Besserung führen, noch nicht umfassend genug. Heutzutage beschränkt sich die Behandlung meistens darauf, den durch selbstzerstörerische Verhaltensweisen verursachten Teufelskreis, der einen Teil der Eßstörungen bildet, zu durchbrechen. Dies ist sowohl notwendig als auch schwierig, aber es reicht nicht aus, um der Patientin zu helfen. Ein gutes Behandlungsmodell hat eine wirkliche Besserung zum Ziel und beruht auf dem Verständnis dafür, was schwere Eßstörungen sind. Es genügt nicht zu wissen, wie sich die Probleme nach außen hin zeigen, wir müssen das Wesen der Krankheit erkennen und wissen, was eine Besserung anzeigt.

≡ Wann handelt es sich um schwere Eßstörungen?

Die Eßstörungen Magersucht und Eßsucht können von unterschiedlicher Dauer sein und das Leben unterschiedlich stark beeinflussen. Wahrscheinlich hat knapp die Hälfte aller 18jährigen Frauen irgendwann einmal versucht abzunehmen, und ca. Dreiviertel aller Frauen im Alter von 14 bis 19 Jahren wird zeitweise das Gefühl gehabt haben, Übergewicht zu haben. Solche Gefühle können unbehaglich oder unangenehm sein, müssen aber nicht notwendigerweise von Bedeutung sein. Eßstörungen werden dann schwerwiegend, wenn die Gedanken und Gefühle sich auf das Essen, den Körper und das Gewicht konzentrieren und die Aufmerksamkeit von anderen Bereichen des Lebens abziehen – dem Verhältnis zu Freunden und zur Familie, dem Beruf, der Schule und von Interessen.

Der Schweregrad des Problems hängt nicht notwendigerweise mit dem Gewicht zusammen, es sei denn, daß dieses extrem niedrig oder extrem hoch ist und der Wasserhaushalt durch Erbrechen gestört ist, somit also eine gesundheitliche Gefahr darstellt. Bei der Beurteilung des Schweregrades der Erkrankung ist das Verhältnis zum eigenen Körper und zum Gewicht von entscheidender Bedeutung. Oft werden Eßstörungen sowohl von der Patientin als auch von der Familie verheimlicht. Das Schamgefühl und der Wunsch der Patientin, ihre innersten Gefühle und Gedanken für sich zu behalten und sich vor anderen zu verstecken, werden stärker als der Wunsch, sich helfen zu lassen. Eine frühe »Entdeckung« kann dazu führen, daß die Patientin sich zurückzieht.

≡ Wer bekommt schwere Eßstörungen?

Die Voraussetzung dafür, daß schwere Eßstörungen als Magersucht oder Eßsucht diagnostiziert werden können, ist, daß der Gewichts- und Eßstörung nicht andere körperliche oder psychische Krankheiten zugrunde liegen. Deshalb muß die Patientin vom Arzt untersucht und das Eßverhalten und ihre üblichen Aktivitäten genau beobachtet werden. Ihr Kontakt mit anderen und ihre Gefühle sind für die Beurteilung gleich wichtig. Daß das Gewicht wenig auffällig und die

Patientin nicht besonders dünn oder dick ist, muß nicht heißen, daß sie keine Eßstörungen hat, die eine Behandlung erfordern.

Eßstörungen können bei allen Altersstufen auftreten. Magersucht und Eßsucht mit Erbrechen lassen sich nach Alter und Schweregrad der Erkrankung folgendermaßen einteilen (ROWLAND, 1970):

Die jüngste Gruppe der Patientinnen bekommt Eßstörungen im Alter von 9 bis 15 Jahren, also zu Beginn der Pubertät. Man nimmt an, daß diese Patientinnen weniger krank sind und bessere Heilungschancen (eine bessere Prognose) haben. Einer der Gründe hierfür kann sein, daß sie frühzeitig in Behandlung kommen.

Eine zweite Gruppe erkrankt nach der Pubertät, am häufigsten im Alter von ca. 15 bis 20 Jahren. Die Symptome können überwältigend und dramatisch sein, plötzlich auftreten, und mit einer starken Gewichtsabnahme in wenigen Monaten, dem Aussetzen der Menstruation oder einer auffälligen Veränderung der bisher üblichen Aktivitäten und Eßgewohnheiten einhergehen. Es kann sich auch um eine eher schrittweise Vermehrung der Symptome handeln, bei der das Abnehmen allmählich stärker und zwanghaft oder das Eßverhalten auffälliger wird.

Die Patientinnen dieser Gruppe sind oft schwer krank. Sie können über längere Zeit psychotherapeutische Behandlung brauchen, eventuell mit einer Einweisung in eine psychiatrische Abteilung.

Die dritte Gruppe ist kleiner. Es ist diejenige, die erst nach dem vollendeten 25. Lebensjahr erkrankt. Bei diesen Patientinnen werden gewöhnlich Fehldiagnosen gestellt. Die Beschwerden und Symptome sind oft weniger dramatisch und stellen sich eher nach und nach ein, können aber chronisch werden. Sie führen mehr oder weniger zur Invalidisierung der Patientin und teilweise auch der Familie.

Magersucht und Eßsucht mit Erbrechen können in den verschiedensten sozialen Schichten der Bevölkerung vorkommen. Inzwischen hat man ein gehäuftes Auftreten bei Gruppen festgestellt, die soziale Aufsteiger sind. Voraussetzung ist, daß Nahrungsmittel in reichlichen Mengen vorhanden sind und daß die Erwartung, erfolgreich zu sein, einen wesentlichen Bestandteil des Wertsystems der Familie bildet.

Eine Hungersnot gehört zum Schlimmsten, was sich die meisten Magersüchtigen vorstellen können, und Magersucht kommt scheinbar in Entwicklungsländern oder in Zeiten mit Nahrungsmittelknappheit nicht vor (es wird jedenfalls nichts darüber berichtet).

Was die Eßsucht *ohne* Erbrechen mit Übergewicht betrifft, sind nur wenige Untersuchungen angestellt worden, und wir wissen weniger über die altersmäßige Zusammensetzung und die Verbreitung in den sozialen Schichten.

☰ Warum nehmen die Eßstörungen zu?

Wir können uns mehrere Gründe vorstellen, weshalb Eßstörungen in den letzten Jahren so stark zugenommen haben:

Zunehmende Diskussion und Kenntnis der Probleme machen diese sichtbarer, weil Menschen mit geheimen Eßstörungen es eher wagen, sich hierzu zu bekennen. Die Änderungen des geschlechtlichen Rollenbildes und des Platzes der Frau in Familie und Gesellschaft sind wahrscheinlich wichtige Faktoren. Die zunehmende Beschäftigung mit dem Körper und dessen Idealgewicht, das ideale Aussehen, der von der Mode ausgeübte Druck und die Joggingwelle sind ebenfalls von Bedeutung. Diese Faktoren sind mit dem Streben nach Erfolg verbunden. In einer vielschichtigen Gesellschaft, in der die Machtstrukturen unklar sind, werden Aussehen und Gewicht zum sichtbaren Zeichen für Erfolg und Macht und können somit Unsicherheit und Hilflosigkeit verdecken, die in unserer Gesellschaft möglichst geheimgehalten werden sollten.

Obwohl die Tendenz zu beobachten ist, daß sich die traditionellen Männer- und Frauenideale verändern, werden doch Aussehen, Körper und Gewicht ständig stark beachtet – besonders, wenn es sich um Frauen handelt. Der Druck auf diejenigen, die etwas Übergewicht haben, ist groß. Der Spielraum für normale Abweichungen, wie sie in der Natur vorkommen, wenn es um Größe und Figur geht, ist gering, besonders in den Jugendjahren, in denen sowohl der Körper als auch die Persönlichkeit geformt werden.

Männer und Frauen bewerten die Bedeutung des Aussehens unterschiedlich. Frauen mit Übergewicht, besonders die jüngeren, sind weniger gut angepaßt, unzufrieden und deprimiert und besitzen weniger Selbstachtung als übergewichtige jüngere oder ältere Männer. Und während die meisten jungen Frauen, unabhängig vom Gewicht, gern schlanker sein möchten, wünschten sich viele Männer, ob dick oder dünn, mehr zu wiegen und größer zu sein.

Unsere Gesellschaft legt nicht nur auf den Körper, sondern auch auf die Nahrung großen Wert. Der Nahrung und dem Essen kam in den meisten Kulturen stets eine zentrale Bedeutung zu, und sie spielen in Ritualen und in der Magie oft eine große Rolle. Mahlzeiten unterstreichen die meisten Begebenheiten und sind ein Treffpunkt für die Jagdgesellschaft, die Familie, den Clan und für Geschäftsverbindungen. Eßgewohnheiten – sowohl bei dem, was man ißt, als auch bei der Art, wie das Essen auf den Tisch gebracht wird – sind eng mit der sozialen Schicht verbunden, der man angehört.

Die Nahrung steht in natürlichem Zusammenhang mit der Biologie. Schon früh im Leben nimmt das Fressen den zentralen Platz bei allen Tierarten ein, und bei den meisten Tieren wird die Nahrungsaufnahme sowohl durch deren Aktivität als auch durch die sich mit den Jahreszeiten verändernde Auswahl geregelt. In den letzten Jahren hat sich die Ernährungsweise der Menschen in unserem Teil der Welt stark gewandelt. Wir benutzen mehr Aromastoffe und Düfte, die mit dem Nährwert des Essens in keinem Zusammenhang stehen. Verlockende Speisen werden angeboten, deren Aussehen, Geschmack und Duft uns dazu bringen, den Nahrungsbedarf und die Signale des Körpers zu übersehen, so daß wir weiter essen, auch nachdem Hunger und Durst gestillt sind. Die Auswahl an Nahrungsmitteln folgt nicht mehr wie früher dem Jahreslauf, als die fehlenden Konservierungs- und Transportmöglichkeiten und die Anbauverhältnisse die verschiedenen Waren auf verschiedene Zeiten begrenzten. Heute können wir im Januar frische Erdbeeren und das ganze Jahr über frisches Lammfleisch essen, und auch die Hersteller von Speiseeis spüren den Lauf der Jahreszeiten weniger.

Diese Zeichen des Wohlstandes und der Entwicklung der Gesellschaft bringen es mit sich, daß wir mit appetitanregenden Speisen überhäuft und ständig dazu aufgefordert werden, mehr zu essen und zu trinken, als der Körper braucht.

Hauptformen schwerer Eßstörungen

Bei Magersucht und Eßsucht zeigt sich das Zusammenspiel von Körper und Seele und des Individuums mit seiner Umgebung ganz deutlich. Die Eßstörung ist ein dramatischer Ausdruck für das gestörte Verhältnis der Patientin zu sich selbst und zu anderen Menschen. Die Symptome, die deutlich wahrnehmbar oder mehr subtil und verborgen sein können, sind Ausdruck sowohl für die unterschwelligen Impulse als auch für die Art, wie auf sie reagiert wird. Sie verraten auch die Gefühle, die Gegenstand des psychologischen Kampfes sind, nämlich Selbstgefühl, Abhängigkeit und Selbständigkeit.

Forschung und klinische Erfahrungen zeigen, daß Eßstörungen selten Ausdruck für eine rein körperliche Krankheit sind (vgl. z. B. LASÈQUE, 1873; BRUCH 1973; ASKEVOLD, 1980 und viele andere). Gewichtsprobleme bringen ein kompliziertes Zusammenspiel von Nahrung, Körper und Seele zum Ausdruck – oder von Ernährung, Psychologie und Physiologie (RUSSELL, 1977; BASSØE, 1983), und gute Ratschläge für andere Eßgewohnheiten führen meist nur zu einer vorübergehenden Änderung, falls sie überhaupt eine Wirkung zeigen (STUNKARD, 1976; WEISS, 1984).

Die Nahrungsverweigerung bei Magersucht und das In-sich-Hineinstopfen von Essen bei Eßsucht können als zwei völlig verschiedene Krankheiten erscheinen. Doch trotz offensichtlicher Unterschiede kommt hierin teilweise die gleiche Entwicklungsstörung zum Ausdruck, und wir treffen bei magersüchtigen und eßsüchtigen Patientinnen auf viele der gleichen psychologischen und gefühlsmäßigen Probleme. Dies ebnet den Weg für ein größeres Verständnis der Eßstörungen.

Wenn wir Inhalt und Bedeutung der verschiedenartigen Symptome näher betrachten, sehen wir auch, daß diese verschiedene Seiten der Persönlichkeit betreffen, was wiederum für die zu ergreifenden Behandlungsmaßnahmen von großer Bedeutung ist.

Aufgrund der Besonderheiten bei den Eßstörungen können diese in drei Hauptgruppen eingeteilt werden:

Magersucht (Anorexia nervosa)

Eßsucht mit Erbrechen (Bulimia nervosa)

Eßsucht ohne Erbrechen, aber mit hohem Übergewicht (Bulimie).

≡ Magersucht (Anorexia nervosa)

Die magersüchtige Patientin ist sowohl in der Fach- als auch der Populärliteratur viel besprochen worden. Statistiken, die sich auf die Patienten beziehen, die sich in Behandlung befinden, besagen, daß ca. 85% der Patienten Frauen sind.

Die magersüchtige Patientin ißt sehr wenig. Wenn sie etwas zu sich nimmt, handelt es sich um gesunde und kalorienarme Kost, die sie gewöhnlich auf besondere Weise oder stets für sich allein verzehrt. Sie benutzt oft insgeheim harntreibende Mittel und große Mengen an Abführmitteln, ißt gewöhnlich viel Kleie und Lakritze und trinkt viel Diabetikerlimonade. Dies alles bewirkt, daß die Nahrung den Körper schnell passiert. Die magersüchtige Patientin wiegt sich oft, vielleicht mehrmals am Tag, und prüft stets, ob der Körper auch dünn genug ist. Ein auffälliges Interesse für das Gewicht und häufiges Wiegen zeigen sich oft vor anderen Anzeichen einer Magersucht.

Viele kombinieren den Verzicht auf Essen mit Erbrechen, wenn sie gezwungen werden, mehr zu essen, als ihre streng bemessene, vorgeschriebene Diät ihnen erlaubt.

Die Patientin fastet, und ihr Gewicht bleibt niedrig – oft lebensbedrohlich niedrig. Sie aber empfindet sich nicht als dünn – jedenfalls nicht, bevor sie einem Skelett gleicht. Im Gegenteil, sie empfindet sich als mollig und meint, Hüften und Schenkel seien zu dick, und selbst wenn das Gewicht weit unter dem normalen liegt und der Spiegel (uns anderen) eine spindeldürre Frau zeigt.

Wenn sie ein skelettartiges Aussehen erreicht hat, veranlaßt die Beschäftigung mit dem eigenen Körper sie oft dazu, sich gern in der Öffentlichkeit zu zeigen. Sie vergleicht ihren Körper gern mit dem von anderen, und es wird für sie zu einer Art Wettbewerb, am dünnsten zu sein. Dies und die Unzufriedenheit darüber, nicht dünn genug zu sein, treiben sie immer weiter.

Die Menstruation setzt als Folge des Gewichtsverlustes, aber auch aus psychologischen Gründen aus. Bei manchen verschwindet sie gleich zu Beginn des Abnehmens, bevor der Gewichtsverlust groß ist, bei anderen kann eine unregelmäßige und schwache Menstruation über längere Zeit andauern.

Wenn sich die Patientin nicht als dünn empfindet, kann sie auch nicht zeigen, daß sie müde ist, oder sich eingestehen, daß sie überanstrengt ist. Die Vitalität, die die magersüchtige Patientin zeigen kann, verführt manche Ärzte und Eltern dazu zu glauben, daß die Magerkeit gesunde und natürliche Ursachen hat. In einem frühen Stadium des Krankheitsverlaufs ist die Patientin gewöhnlich rastlos und unruhig und benutzt viele Tricks, um sich der Kalorien zu entledigen. So läuft sie immer, trippelt mit den Füßen oder hält die Temperatur in ihrem Zimmer niedrig. Trotz des dünnen Körpers ist sie unermüdlich, und erst in einem späteren Stadium der Abmagerung nimmt diese Energie ab.

Die meisten magersüchtigen Patienten sind junge Mädchen und jüngere Frauen in den Zwanzigern. Dadurch ist der Irrtum entstanden, daß Männer und ältere Frauen nicht magersüchtig sein können. Nahrungsverweigerung finden wir nicht selten auch bei Frauen im Alter von 35 bis 45 Jahren und bei Männern, die 15 bis 20 Jahre und älter sind. Solche Reaktionen können sich bei Frauen nach einer Geburt zeigen, wenn die Kinder groß sind, in Verbindung mit allgemeinen Lebenskrisen, bei der verheirateten Hausfrau und der unverheirateten berufstätigen Frau, in Bauern- und Akademikerfamilien, in Großstädten und auf dem Land.

Viele Frauen und Männer vermeiden es, wegen gestörten Eßgewohnheiten, Abmagerung oder eines Gefühls der Leere den Arzt aufzusuchen, und wir wissen daher nicht genau, wie viele Menschen Symptome der Magersucht zeigen.

In den letzten Jahren ist das Jogging-Phänomen aufgekommen. Dabei ist betont worden, daß viele der Männer, die joggen, dies aus einem inneren Zwang heraus tun (New England Journal of Medicine, 1983) und ihr Verhältnis zu Körper und Gewicht dem anorektischer weiblicher Patienten entspricht. Das Jogging ist für den zwanghaft Joggenden von zentralem Interesse, weshalb das Verhältnis zur Familie und zu anderen Interessen vernachlässigt wird. Sein Leben wird vom Jogging und allem, was damit zusammenhängt, beherrscht. Der zwanghaft Joggende isoliert sich, achtet sehr auf seinen Körper, mit dem er sich gern beschäftigt, kontrolliert häufig sein Gewicht und achtet genau auf seine Kost. In Untersuchungen, die unter anderem aus England stammen (vgl. oben), sind viele Ähnlichkeiten zwischen dem männlichen zwanghaft Joggenden und der magersüchtigen Patientin festgestellt worden, was den familiären Hintergrund, sozio-ökonomische Verhältnisse und gewisse Wesenszüge, z. B. starker Geltungsdrang und Neigung zu Depressionen, betrifft.

Die folgenden Beschreibungen verschiedener Patienten zeigen uns die unterschiedlichen Seiten der Magersucht. Die Krankengeschichten beziehen sich auf Patienten und deren Familien und sind abgeändert, um ein Wiedererkennen zu vermeiden.

Fallbeispiel 1: Studienprobleme

Ada, die die Praxis des Psychologen betritt, wirkt etwas steif, lächelt aber und ist sehr gepflegt und gut angezogen. Sie ist so gepflegt, daß sie fast wie ein Mannequin aussieht – oder eher wie das Bild eines Mannequins. Sie ist so dünn, daß ich mir überlege, ob es ihr nicht wehtut, wenn sie auf dem harten Holzstuhl sitzen muß. Doch *Ada* bleibt während des ganzen langen Gesprächs unbeweglich in der gleichen Stellung sitzen. Sie hat einen leichten Flaum im Gesicht, und die Hände sind bläulich verfärbt. Die Fingernägel sind lang und rotlackiert.

Ada hat den Psychologen aufgesucht, weil sie Probleme mit ihrem Studium hat; sie kann sich nicht konzentrieren und hat Schlafstörungen, sagt jedoch, daß sonst alles in Ordnung sei. Als ich sie frage, ob sie schon immer so dünn gewesen sei, antwortet sie, daß sie ihr Gewicht über mehrere Jahre so gehalten habe. Sie schwimme und trainiere mehrere Male in der Woche und esse gut – viel Gemüse und gesunde Kost. Sie betont, daß das Problem nicht dort zu suchen sei.

Auf meine Fragen erzählt sie etwas über ihren Hintergrund: *Ada* ist die mittlere von drei Schwestern und in einer »guten Familie«

aufgewachsen. Der Vater ist Forscher, die Mutter unterrichtet. Die Familie hat immer zusammengehalten. Zwischen den Eltern gab es wenig Streit und Differenzen, obwohl die Mutter zeitweise überanstrengt war. *Adas* ältere Schwester ist glücklich verheiratet, sie war gut in der Schule, heiratete aber, anstatt sich weiter auszubilden. Die jüngere Schwester war schwierig; sie besitzt ein hitziges Temperament und streitet viel mit den Eltern. Sie setzte früh ihren eigenen Willen durch und weigerte sich unter anderem ab ihrem 14. Lebensjahr, an dem gemeinsamen sonntäglichen Familienmittagessen teilzunehmen. *Ada* dagegen war immer lieb und hilfsbereit. Sie war nie trotzig, sondern konzentrierte sich auf die Schule und das Turnen. Sie wird für die schönste der drei Schwestern gehalten und hat stets großen Wert auf ihr Äußeres gelegt.

Ada meint, daß sie als Kind wohl etwas einsam war, sie hatte wenig Freunde und hielt sich viel zu Hause auf. Als sie das erste Mal von zu Hause fort war, war sie 17 Jahre alt und sollte im Ausland eine Schule besuchen. Dort fühlte sie sich sehr unwohl, führte das Schuljahr aber zu Ende, weil Eltern und Lehrer so große Erwartungen auf sie setzten; Heimweh wurde nicht als Grund anerkannt, um früher nach Hause fahren zu dürfen. *Ada* mochte das Essen im Ausland nicht und aß wenig, trieb zwei Stunden am Tag Jogging und arbeitete viel für die Schule. Sie bekam gute Noten, aber ihr Gewicht nahm stark ab, und die Menstruation setzte bereits aus, als sie einen Monat von zu Hause fort war. Sie fror und weinte viel.

Als sie vor zwei Jahren nach Hause kam, war sie dünn, unruhig und traurig. Es wurde jedoch kein Anzeichen für eine Krankheit entdeckt, und alle Blutproben waren normal. Der Arzt meinte, daß die Menstruation von selbst zurückkommen werde. Aber *Ada*, die inzwischen 21 Jahre alt ist, hat die Menstruation nicht wiederbekommen und ist im Grunde froh darüber. Sie fühlt sich stark an die Mutter gebunden und hat mit ihr kurz über die Schlafstörungen gesprochen. Doch niemand in der Familie macht sich Sorgen um sie.

Während des Gesprächs kommt zum Ausdruck, daß sich *Ada* trotz ihres guten Aussehens als ziemlichen Versager empfindet. Sie ist traurig und rastlos, hat Spannungen und Schmerzen in Armen und Beinen und macht sich, wie sie zugibt, Sorgen um ihr Gewicht – Sorgen, weil sie glaubt, daß sie zuviel ißt und zu dick ist. Aber *Ada* nimmt am

Tag nur eine Mahlzeit zu sich. Sie sagt, daß sie Magenschmerzen bekomme, wenn sie tagsüber etwas esse und daß sie oft in ein Fitness-Center gehe, um etwas gegen ihre Müdigkeit zu tun. Ich deute an, daß die Müdigkeit und Unruhe im Zusammenhang mit ihrem geringen Gewicht und der minimalen Nahrungsaufnahme stehen könnten. Aber sie bestreitet energisch, daß die Traurigkeit und die Konzentrationsschwierigkeiten etwas mit ihrem Gewicht zu tun haben könnten. Trotzdem sagt sie, daß sie Hilfe brauche und bittet, wiederkommen zu dürfen.

Adas Geschichte und Erscheinung wirken fast unverständlich, weil sie gleichermaßen von Erfolg und Verzweiflung geprägt zu sein scheint, mit einem auffälligen Kontrast zwischen dem erwachsenen lächelnden Äußeren und dem mageren, unglücklichen Kind. Auf den ersten Blick erscheint es schwierig, ihr zu helfen, wenn sie nicht imstande ist, meine Ratschläge zu befolgen, obwohl sie Hilfe braucht und auch um diese bittet.

===   ## Fallbeispiel 2: Diffuse Schmerzen

Die 42jährige *Anna* wurde an den Psychologen überwiesen, weil sie an vielen diffusen Schmerzen leidet, für die keine Erklärung gefunden wurde. *Anna* wurde gründlich untersucht, mit Medikamenten gegen Gliederschmerzen, Magenschmerzen und Kopfschmerzen behandelt und auch wegen dumpfer Magenschmerzen operiert – alles ohne deutliche Besserung.

Anna erzählt von allen ärztlichen Untersuchungen und ihren körperlichen Beschwerden, verrät jedoch nichts über ihre Gefühle oder ihre privaten Verhältnisse. Sie ist sehr dünn und knochig und trägt auffallend enge Kleider, den Gürtel straff um den dünnen Leib gezogen.

Im Gespräch mit ihr und ihrem Mann erfahre ich, daß die Schmerzen zuerst auftraten, als die beiden Kinder vor einigen Jahren von zu Hause fortzogen. Die Beschwerden haben seither zugenommen, und nun liegt *Anna* den ganzen Tag auf dem Sofa, während ihr Mann zur Arbeit geht. Früher besuchte sie einen Nähclub und nahm an sozialen Aktivitäten teil, hat dies aber alles aufgegeben. Sie geht nie aus, außer zu Arztbesuchen oder zur physiotherapeutischen Behandlung. Als ich mich genau nach den Eßgewohnheiten der Familie erkundige, sagt *Anna*, daß sie genügend esse, während ihr Mann erzählt, daß sie täglich literweise schwarzen Kaffee trinke und zwei bis drei Scheiben Kleiebrot und eins bis zwei Knäckebrot ohne Butter zu sich nehme. Nur einmal in der Woche, wenn die Kinder zu Besuch kommen, kocht sie ein Mittagessen. Ihr Mann fühlt sich demgegenüber hilflos und hat begonnen, an seinem Arbeitsplatz zu essen, weil *Anna* das Essen nicht anrühren will, das er zu Hause bereitet. Es überrascht ihn, als *Anna* erzählt, daß sie täglich große Mengen an Abführtabletten nehmen müsse – hiervon wußte er nichts.

Als ich mich direkt nach dem Gewicht und dem Zeitpunkt des Gewichtsverlustes erkundige, leugnet *Anna,* daß sie abgenommen habe, während ihr Mann mit den Händen andeutet, um wieviel ihre Schenkel in den letzten drei Jahren dünner geworden sind. Indem wir uns genau mit *Annas* Gesamtsituation auseinandersetzen – der sozialen Aktivität und dem Kontakt mit anderen, dem Gewichtsverlust und den Stimmungswechseln – sehen wir bald einen deutlichen Zusammenhang zwischen der Gewichtsveränderung und dem Beginn der diffusen Beschwerden. Unsere Behandlung zielt darauf ab, ihre Eßgewohnheiten zu normalisieren, das Gewicht und die soziale Aktivität zu erhöhen, und *Annas* Symptome mit Spannungen und Schmerzen nehmen in gleichem Maß ab, wie sich ihr Gewicht erhöht. *Anna* verändert sich auch im Wesen, wird offener und erzählt von ihrem Bestreben, schlank zu sein. Sie hat viele Jahre gegen ihr Gewicht angekämpft, hielt das Abnehmen aber in Grenzen, als die Kinder klein waren und sie brauchten.

Anna ist ein typisches Beispiel für Magersucht. Aber weil sie über das Alter hinaus ist, in dem wir die meisten magersüchtigen Patienten antreffen, und weil sie über diffuse Schmerzen klagt und keine Gewichtsprobleme erwähnt, widmet ihr Arzt ihren auffälligen Eßgewohnheiten, ihrer Isolation und der Bedeutung, die dem Gewichtsverlust zukommt, nicht genügend Aufmerksamkeit.

Einige Patientinnen können eine Art von Wechselwirkung betreiben, indem sie zeitweise fasten oder sich erbrechen. Es handelt sich bei ihnen um Magersüchtige, die die gleichen Methoden zum Schlankwerden benutzen wie *Ada* und *Anna*, also Abführmittel oder auch harntreibende Mittel einnehmen und sich außerdem erbrechen, wenn sie glauben, daß sie zu viel gegessen haben. Ein Beispiel hierfür ist *Betty*.

=== **Fallbeispiel 3: Nicht eingehaltenes Fasten?**

Betty ist eine 25 Jahre alte Tänzerin, ihre Mutter ist in einem Geschäft angestellt, der Vater, der in jüngeren Jahren Alkoholprobleme hatte, ist Fernfahrer. Ihr um zwei Jahre jüngerer Bruder ist laut *Betty* immer der Liebling der Mutter gewesen. Er wohnt noch zu Hause, während *Betty* in den letzten beiden Jahren mit einem Freund zusammengelebt hat.

Betty interessierte sich schon früh für das Tanzen und begann im Alter von 16 Jahren mit dem Ballett-Training. Ungefähr gleichzeitig hörte ihr Vater nach mehreren stürmischen Perioden, in denen die Mutter mit Scheidung drohte, mit dem Trinken auf. Damals lag *Betty* einige Kilo über dem »idealen Tanzgewicht« und begann mit einer strengen Diät, die ihr Trainer für sie zusammengestellt hatte. Sie wurde allmählich sehr dünn und ist auch heute noch sehr schlank, aber nicht auffällig mager, wenn man ihren Beruf berücksichtigt. Nach einigen Jahren begann sie sich zu erbrechen, wenn etwas geschah, was sie selbst als »nicht eingehaltenes Fasten« bezeichnet. Sie war immer hungrig, weil sie sozusagen an der Hungergrenze lebte, verlor ab und zu die Kontrolle über sich selbst und aß zwei Scheiben Brot oder eine Tafel Schokolade.

Jetzt erbricht sie heimlich entweder ins WC oder in der Garderobe in Plastiktüten, wenn sie das Fasten ein- oder zweimal in der Woche nicht einhalten kann. Sie kann auch ein oder zwei Liter Wasser trinken und sich dann erbrechen, so daß sie fast eine Magenspülung vornimmt. *Betty* ist es nicht übel, wenn sie sich erbricht, aber sie schämt sich dabei. Danach fühlt sie sich erleichtert und leer, befreit von Nahrung, Gefühlen und der Angst, daß sie zunehmen könnte.

Betty glaubt, daß sie niedergeschlagen ist, weil sie sich erbricht. Sie hat bemerkt, daß das »nicht eingehaltene Fasten« und das Erbrechen oft dann vorkommen, wenn sie mit Freunden auf einem Fest war oder wenn sie sich mit ihrem Freund gestritten hat. Im übrigen meint sie, daß sie beide gut zusammenpassen. Sie hat keine Freude am sexuellen Verkehr, schläft aber ihrem Freund zuliebe mit diesem und auch, weil sie mit ihm zusammen sein möchte. *Betty* sucht den Psychologen auf, weil sie sich deprimiert fühlt und sich selbst verachtet. Sie möchte gern noch dünner sein, als sie schon ist und bemerkt dabei nicht, daß sie dünn ist. Sie macht sich Vorwürfe, weil sie das Fasten nicht einhalten kann, auch wenn die Mengen, die sie dann zu sich nimmt, gering sind. Jede Mahlzeit ist eine Herausforderung für ihre strenge Selbstkontrolle. Sie ist nie zufrieden und meint, daß sie nicht tüchtig genug sei, weder bei der Begrenzung ihrer Nahrungsaufnahme noch bei ihren tänzerischen Darbietungen.

Betty ist seit fast zehn Jahren magersüchtig. Sie bittet um Hilfe, um mit dem Erbrechen aufhören zu können – d.h. mit der Nichteinhaltung des Fastens. Das hört sich bei ihr fast so an, als ob sie Hilfe erbittet, um noch vollkommener magersüchtig zu werden – noch dünner zu sein, sozusagen ohne Nahrung auskommen und gleichzeitig zwölf Stunden am Tag trainieren zu können. *Betty* ist sich kaum anderer Gefühle bewußt als der der Unzufriedenheit und Unzulänglichkeit. Sie ist ihren Problemen gegenüber jedoch aufgeschlossener als *Ada* und *Anna*.

Den meisten magersüchtigen Patientinnen gelingt es, ihre Probleme geheimzuhalten, auch wenn sich ihr Gewicht teilweise dramatisch verändert. Auf erstaunliche Weise schaffen sie es, ihre Umgebung (Freunde, Lehrer oder Arzt) dazu zu bringen, daß diese den Gewichtsverlust und die Beschwerden, unter denen sie leiden, bagatellisieren oder übersehen.

Fallbeispiel 4: Immer dicke Pullover

Bibbi ist 15 Jahre alt und ein hübsches, zartgliedriges Mädchen, ziemlich still und völlig unproblematisch. Es gibt selten Streit zwischen ihr und den Eltern, z.B. darüber, wann sie abends nach Hause kommen soll, im Gegensatz zum um ein Jahr älteren Bruder, der dauernd unterwegs ist. *Bibbi* hält sich viel in ihrem Zimmer auf, träumt oder schreibt in ihr Tagebuch. Sie trägt stets einen großen, dicken Pullover, sogar im Sommer, dagegen niemals einen Bikini oder ein dünnes Kleid. Ab und zu sieht sie blaß aus und sie ist ziemlich dünn, die

Mutter meint aber, daß der blasse, etwas zarte Teint in der Familie liegen müsse. Sie findet nicht, daß *Bibbi* zu dünn ist.

Bibbi bereitet oft ein großes Essen für die Familie. Diese ißt aber selten gemeinsam, da sowohl der Vater als auch der Bruder viel fort sind. *Bibbi* nimmt es sehr genau mit dem, was sie ißt, und versucht nur wenig von den guten Gerichten, die sie zubereitet hat. Ab und zu hat sie etwas fixe Ideen, was das Essen angeht, sagt die Mutter, die nicht bemerkt, daß hier etwas nicht stimmt.

Die Krankenschwester an der Schule wird jedoch aufmerksam und meint, daß *Bibbi* zu dünn sei und die ausgebliebene Menstruation eine Untersuchung nötig mache. Nachdem sie einige Male ruhig und vernünftig mit *Bibbi* gesprochen hat, erfährt sie, daß das Mädchen sich das letzte halbe Jahr dick und unförmig gefühlt hat und abgenommen hat, indem es weder gefrühstückt noch sein Pausebrot gegessen und ab und zu auch das Mittagessen erbrochen hat. Niemand in der Familie ist es aufgefallen, daß *Bibbi* abgenommen hat.

Bibbis problematisches Verhältnis zu ihrem Körper, zum Gewicht und zum Essen ist für die junge magersüchtige Patientin typisch. Viele werden unter ihren Freunden oder in der Familie eine *Bibbi* wiedererkennen, und der Arzt trifft sie in seiner Praxis. Das schnelle, freundliche Eingreifen der Krankenschwester führte dazu, daß diesem Mädchen geholfen wurde. Die Familie ging geschlossen zur Behandlung, und *Bibbis* schwere Eßstörungen wurden nach kurzer Zeit behoben.

☰ Eßsucht mit Erbrechen (Bulimia nervosa)

Die Eßsüchtigen, die erbrechen, bilden eine große Gruppe von Patienten mit schweren und manchmal sogar lebensbedrohenden Eßstörungen. Viele können den Kreislauf von Eßsucht und Erbrechen jahrelang aufrechterhalten, ohne zur Behandlung zu kommen. Trotz des gestörten Eßverhaltens haben sie ein normales Gewicht. Das Gewicht allein ist für den Ernst der Probleme jedoch nicht entscheidend.

Eßsucht ist eine »verborgene« Krankheit. Der gewaltige Appetit, das Erbrechen und die Depression, die sie begleiten, werden vor der Umwelt geheimgehalten. Das Gewicht der Patientin läßt nicht vermuten, daß sie Eßstörungen und viele gemeinsame Züge mit der an Magersucht leidenden Patientin hat.

Viele junge Frauen sind während kürzerer Perioden ihres Lebens eßsüchtig. Es wird behauptet, daß 15% aller amerikanischen Frauen, die das erste Jahr auf dem College sind, eßsüchtig sind und sich erbrechen, und der norwegische Forscher Dr. O. TRYGSTAD berichtete auf einem Vortrag in Bergen 1984, daß zwischen fünf und zehn Prozent der 16- bis 19jährigen das Erbrechen während kürzerer Perioden als Gewichtskontrolle benutzen.

Reaktionen, die sich in Form von Magersucht oder Eßsucht zeigen und von kürzerer Dauer sind, können verschwinden, wenn rechtzeitig eine psychologische Reifung und Anpassung erfolgen. Aber oft werden die Reaktionen, die sich als Eßsucht manifestieren, von einer negativen Entwicklung begleitet, ernsten und destruktiven Eßgewohnheiten, mit denen schwer zu brechen ist. Ein ungünstiges Zusammenspiel der Patientin mit ihrer Umgebung trägt dazu bei, daß die Eßsucht zu einem festen Muster wird und die gefühlsmäßigen Probleme schwer zu lösen sind.

═══ Fallbeispiel: Immer lustig?

Carla ist eine typische eßsüchtige Patientin. Sie ist 18 Jahre alt, etwas mollig und hat das, was man Babyspeck nennt. Ihr Auftreten ist frisch und natürlich, doch trotz ihres forschen Wesens weint sie immer wieder.

Carla macht eine Lehre als Bäcker und Konditor, bewohnt während der Woche ein möbliertes Zimmer und ist über das Wochenende zu Hause bei Vater und Mutter. Die Eltern arbeiten beide als Beamte, und die Familie bewohnt ein Haus, in dem mehrere Generationen zusammenleben; *Carlas* Eltern wohnen im ersten Stock. Mehrere Tanten und Onkel wohnen in der Nähe, und die Familie pflegt engen Kontakt untereinander. *Carla* fühlt sich sehr an ihre Großmütter gebunden, besonders an die väterlicherseits. Als diese im letzten Jahr starb, trauerte *Carla* sehr, sprach aber mit ihren Eltern nicht darüber. *Carla* hatte immer viele Freundschaften, machte in Jugendgruppen mit und hatte in diesen mehrere Freunde gefunden. Sie bewegte sich in einem typischen Jugendmilieu mit Gesprächen, Tanz, Hamburgern und Cola.

Das letzte Jahr über hatte *Carla* große Probleme mit ihrem Verhältnis zum Essen. Sie denkt fast die ganze Zeit nur ans Essen und kann nicht mehr damit aufhören, wenn sie erst einmal angefangen hat. Sie erbricht sich vier- bis fünfmal am Tag. Normalerweise ißt sie am Vormittag fast nichts, verliert aber gegen ein Uhr die Beherrschung über die Nahrungszufuhr. Dann kann sie rasch ein ganzes Weißbrot, Kuchen und einen Liter Eis in sich hineinstopfen, um sich dann unmittelbar darauf zu erbrechen. Wenn sie von der Arbeit nach Hause kommt, ißt sie einen bescheidenen Rohkostteller, um nach einer Stunde alles, was sie bekommen kann, in sich hineinzustopfen, am liebsten Eis, Schokolade oder andere leichtverdauliche Lebensmittel. Wenn sie mit ihren Freunden zusammen ist, muß sie sich beherrschen. Aber sobald sie allein ist, berichtet *Carla*, ißt sie wie besessen und stopft sich mit allem möglichen voll – und erbricht sich. Wenn sie zu Hause bei ihren Eltern ist, kommt es zu Streit und Konflikten. Die Mutter hat an Tiefkühltruhe und Kühlschrank Vorhängeschlösser angebracht, und der Vater ist böse, weil *Carla* an einem Wochenende für viele hundert Kronen essen kann.

Carla sagt, daß sie nie das Gefühl gehabt habe, von den Eltern akzeptiert zu werden. Der Vater habe sie immer nur kritisiert, ihr Aussehen, das, womit sie sich beschäftigte und ihre Freunde, während die Mutter ihn gewähren ließ, ohne sie zu verteidigen. Bei ihrer Großmutter väterlicherseits hat *Carla* viel Geborgenheit und Trost gefunden und sieht selbst einen zeitlichen Zusammenhang zwischen deren Tod und ihrem erhöhten Nahrungsmittelkonsum.

In den letzten beiden Monaten hat sie abends zusätzlich Geld verdient, weil sie so viel Geld für Lebensmittel verbraucht, daß sie mit ihrem Lohn nicht auskommt. Sie hat auch eine hohe Zahnarztrechnung bekommen, die Zähne sind durch das viele Erbrechen stark geschädigt.

Im Gegensatz zu den anderen Frauen, die ich beschrieben habe, hat *Carla* Freude an Sex und Geschlechtsverkehr. Sie hat jetzt einen festen Freund. Am Anfang ließ ihre Verliebtheit sie ihre Eßsucht vergessen, aber nun stopft sie Essen in sich hinein, sobald er gegangen ist.

Carlas Gewicht schwankt stark. Was sie selbst als ihr persönliches Idealgewicht definiert, liegt im Verhältnis zu ihrer Größe an der Untergrenze dessen, was normal ist. Aber nach ihrer eigenen Meinung ist sie meist etwas zu mollig und schafft es nicht, ihr Idealgewicht länger als ein paar Tage zu halten, obwohl sie nicht erbricht. Sie wurde wegen Magenschmerzen und einer unregelmäßigen Menstruation genau untersucht. Diese Beschwerden und Störungen des Wasserhaushaltes stehen in enger Beziehung zu dem Erbrechen.

Carla bemüht sich, das Bild von einem freundlichen und lustigen Mädchen aufrechtzuerhalten. Sie hat Angst, daß sie die Kontrolle über ihren inneren Zorn verliert und ist oft schlecht gelaunt und gereizt. Sie verbirgt ihre Gefühle hinter Witzen, fühlt aber gleichzeitig einen starken Sog im Magen. Nur ihren Eltern gegenüber zeigt sie ihren Zorn. Diese wissen, daß sie eßsüchtig ist, aber nicht, daß sie sich erbricht.

Carla ist selbst der Überzeugung, daß ein Zusammenhang zwischen Zorn, Depression und ihrer Eßsucht besteht. Für sie ist das Erbrechen eine Folge der Eßsucht. Sie ist äußerst verzweifelt und hat schon oft daran gedacht, sich das Leben zu nehmen. Schließlich nahm sie ihren ganzen Mut zusammen und sprach mit ihrem Arzt, der sie auf eine psychotherapeutische Behandlung und Einweisung in eine psychiatrische Abteilung hinwies.

≡ Eßsucht ohne Erbrechen – mit Übergewicht (Bulimie)

Bei der dritten Gruppe mit Eßstörungen führt eine gestörte Kontrolle über ihr Eßverhalten zu einer großen Nahrungsaufnahme *ohne* nachfolgendes Erbrechen. Diese Gruppe hat folglich Übergewicht und leidet an Fettleibigkeit (Adipositas). Der Gedanke an Essen und Gewicht quält sie in solchem Ausmaß, daß ihr Verhältnis zu anderen Menschen und zu anderen Aktivitäten gestört wird. Auch hier sind die

Symptome Ausdruck für unterschwellige Impulse und die mangelnde Fähigkeit der Patientin, diese zu steuern.

Daß man dick ist oder Übergewicht hat, liegt daran, daß man sich mehr Kalorien zuführt, als man verbrauchen kann. Die Höhe des Grundumsatzes ist bei den einzelnen Menschen verschieden, so wie es mehrere Arten des Dickseins gibt, ohne daß man dabei eßsüchtig sein muß. Manche Menschen haben einen geringen Grundumsatz, weil sie sich wenig bewegen. Andere haben Stoffwechselstörungen oder andere Krankheiten. Der Mensch mit Übergewicht, der regelmäßig etwas zu viel bei den Mahlzeiten zu sich nimmt, ist nicht eßsüchtig. Viele Menschen, besonders in schwierigen Lebensphasen, kennen kürzere Perioden, in denen sie zu viel essen oder sich mit Essen trösten, ohne daß sich ihr Leben und Eßverhalten negativ entwickeln und sie eßsüchtig sind.

Um beurteilen zu können, ob jemand mit Übergewicht eßsüchtig ist, muß man das Eßverhalten, die Kontaktfähigkeit und andere Seiten der Persönlichkeit sowie das Leben des Patienten in seiner Gesamtheit genau untersuchen.

In der Gruppe der Eßsüchtigen mit Übergewicht gibt es etwa gleich viele Frauen und Männer.

▬▬ Fallbeispiel 1: Unzählige Schlankheitskuren

Die 40 Jahre alte *Dagny* hat, seit sie erwachsen ist, fast immer Übergewicht. Sie ist sehr dick, liegt fast 80% über ihrem Normalgewicht und hat unzählige Schlankheitskuren, Krankenhausaufenthalte, medizinische und paramedizinische Methoden versucht. Diese Maßnahmen bewirkten lediglich, daß sie auf zwei Kilo, die sie abnahm, wieder drei Kilo zunahm. Sie schämt sich über ihren Körper und ihre Eßgewohnheiten, und ihr Gewicht quält sie sowohl physisch als auch psychisch. *Dagny* hat eine höhere Ausbildung und ist berufstätig. An ihrem Arbeitsplatz spielt sie die dicke, effektive und muntere Kollegin, die ab und zu vielleicht ein hitziges Temperament hat. Sie ißt in der Mittagspause nie mit ihren Kollegen zusammen und wird von diesen gutmütig (?) geneckt. Dann lächelt sie, während Verzweiflung und Wut sie überfallen, wenn sie in ihrem Zimmer für sich allein ist. *Dagny* war einige Jahre verheiratet, ist geschieden und hat einen Sohn von fast zwölf Jahren. Der Junge ist hyperaktiv, ist aber allmählich etwas ruhiger geworden.

Dagnys Kindheit und Jugend waren sehr unruhig, sie zog viel um. Trotzdem war sie immer gut in der Schule. Zwischen den Mädchen herrschte ein Wettbewerb, schön und anziehend zu sein, und *Dagny* hatte viele Freunde unter den Jungen, aber keine enge Freundin. Am Ende der Teenagerzeit war sie sozial und sexuell aktiv. Auf diese Zeit sieht sie mit einer Mischung aus Stolz und Scham zurück. In dieser schlanken Periode traf sie ihren Mann und heiratete mit 23 Jahren.

Dagny war immer sehr mit ihrem Aussehen und mit dem Essen beschäftigt. Ihre Mutter war sehr schlank, fast dünn, und machte laufend Schlankheitskuren. Für sie war Übergewicht etwas Abscheuliches, und sie kontrollierte *Dagnys* Nahrungsaufnahme genau.

Ein Jahr, nachdem *Dagny* geheiratet hatte, begann sie zuzunehmen – sie tröstete sich immer häufiger mit Kuchen und Schokolade.

Trotz unzähliger Schlankheitskuren erhöhte sich das Übergewicht ständig. In den letzten fünf Jahren hat sie die Kontrolle beim Essen völlig verloren. Sie ißt die Reste von den Tellern anderer und leert den Kühlschrank, indem sie sich durch alle Fächer ißt. Nach einem solchen süchtigen Eßanfall, der ein bis zwei Stunden dauern kann, fühlt sie sich matt, leer und fern und bekommt starke Magenschmerzen. Sie meidet alle Bekannten, spricht nicht mit Nachbarn und nimmt den Hörer nicht ab, wenn das Telefon läutet, gleichzeitig leidet sie unter der Einsamkeit. In den letzten Jahren hat sie selten mit anderen zusammen gegessen, und wenn ihr jemand beim Essen zusieht, stochert sie nur im Essen herum.

Dagny meint, daß das Essen, dem Selbstverachtung und Depression folgen, eine Form von Selbstbestrafung ist. Ab und zu ergreift sie ein ohnmächtiger Zorn auf ihre Mutter und ihren früheren Mann, und diese Gefühle ängstigen sie, so daß es ihr schwerfällt, darüber zu sprechen.

Im folgenden geht es um einen männlichen Patienten, der sich mit den gleichen Problemen quält.

Fallbeispiel 2: »Loch« im Magen

Dag ist 38 Jahre alt, hat eine Universitätsausbildung hinter sich und ist unverheiratet. Sein Auftreten ist im Gegensatz zu dem von *Dagny* so völlig ohne Aggressionen, daß der Eindruck entsteht, das hänge mit seinem ausgeprägten Übergewicht und dem ständigen Essen zusammen. Wenn er nicht seinem Beruf nachgeht, ißt er unaufhörlich große Mengen an Süßigkeiten. Im Auto auf dem Weg zur Arbeit und zurück, wenn er im Auto allein unterwegs ist, vor dem Fernseher; den ganzen Samstag und Sonntag über ißt er dauernd etwas. Er kauft kalorienreiches Essen und Leckereien bei verschiedenen Kiosken oder einem Schnellimbiß, aber immer nur eine kleine Menge, damit es nicht auffällt.

Dag hat nicht solche Eßanfälle wie *Dagny*. Aber er meint, daß sein Eßverhalten krankhaft sei und leidet an einem invalidisierenden Übergewicht. Er spürt selten Hunger, hat aber das Gefühl, ständig ein großes »Loch« im Magen zu haben – ein Loch, das mit Traurigkeit und Angst angefüllt ist.

Dag liebt seinen Körper nicht und vermeidet es, sich im Spiegel zu betrachten. Seine Kleidung ist meist eng, weil ihm davor graut, sich etwas Neues zu kaufen, wenn sein Gewicht sich erhöht hat. Er hatte schon als Kind Übergewicht, wurde viel gehänselt und zu Hause wenig unterstützt, wo er eines von fünf Geschwistern war.

Er ist verlegen und ängstlich, isoliert sich, träumt aber davon, eine verständnisvolle Frau zu finden. *Dag* wirkt intelligent und sympathisch, aber auch hilflos und traurig. Sein anormales Übergewicht und die fehlende Kontrolle über das Essen, seine Isolation und Hilflosigkeit sind klare Zeichen einer Eßsucht.

Äußere und innere Gemeinsamkeiten bei Eßstörungen

Wie kommt es, daß Menschen zu einer derart grundlegenden und natürlichen Sache wie dem Essen ein irrationales Verhältnis haben? Was wird durch Magersucht und Eßsucht ausgedrückt? Kann uns das Verständnis für das eine Verhalten – das In-sich-Hineinstopfen von Essen – etwas darüber lehren, warum andere es für notwendig halten zu fasten?

Ist sich erbrechen das gleiche wie nicht essen? Welche Gefühle und Konflikte sind es, die durch solche Handlungen unterdrückt werden müssen und sich nicht in Worte fassen lassen?

Viele dieser Probleme, mit denen sich magersüchtige und eßsüchtige Patienten auseinandersetzen müssen, wie Schwierigkeiten mit Abhängigkeit, Selbständigkeit oder Zorn, sind auch für Menschen ohne Eßstörungen Konfliktstoff. Nur stellen sich diese Menschen solchen Herausforderungen auf eine andere Art.

Charakteristisch für die in diesem Buch dargestellte Patientengruppe sind also nicht die Probleme. Für die Dynamik der genannten Eßstörungen sind die Persönlichkeit und das Zusammenwirken von Patient und Umgebung ausschlaggebend.

Wenn wir äußere und innere Gemeinsamkeiten bei verschiedenen Formen von Eßstörungen näher betrachten, stellen wir fest, daß extremes Übergewicht und extremes Untergewicht teilweise die gleiche schwere Störung der Persönlichkeit ausdrücken. Gemeinsame Charakteristika zeigen, daß die Patienten und Patientinnen sich mit den gleichen Kernproblemen abmühen – jede(r) auf seine bzw. ihre Art.

≡ Äußere Gemeinsamkeiten

Bei den meist weiblichen Patienten mit Eßstörungen sind die Mahlzeiten in der Regel mit Gefühlen der Furcht, der Scham und des Zorns verbunden. Essen und genießen ist gefährlich oder nicht bekannt. Viele beschäftigen sich so mit der Nahrung, daß ihr Verhältnis zu allen anderen Dingen des täglichen Lebens gestört ist. So kann z. B. die spindeldürre magersüchtige Patientin viel Zeit darauf verwenden, Kochbücher zu lesen und für andere große und kalorienreiche Mahlzeiten zuzubereiten (wie *Bibbi*), und oft zwingt sie andere zu essen. Andere Patientinnen können Angst empfinden, wenn sie mit Lebensmitteln in Berührung kommen, und ihre Gedanken kreisen dann ständig darum.

Es wirkt oft so, als ob die Patientinnen keine differenzierten Gefühle empfinden können und ernsten Problemen gegenüber gleichgültig sind. Von einem lächelnden, hübschen Äußeren läßt man sich leicht täuschen; auch reagiert man verunsichert, wenn die Patientin anscheinend unbeteiligt von Heißhunger und Erbrechen erzählt. Dies ist Ausdruck für eine Verdeckung der Persönlichkeit, die unbewußt erfolgt, ein Versuch, sowohl Symptome als auch Gefühle vor sich und anderen zu verbergen. So können zunächst Konzentrationsschwierigkeiten geklagt werden (wie *Ada*). Manche Patienten erzählten, daß die Zeit vergeht und sie nicht wissen wie, andere betonen, daß sie Schlafstörungen haben.

Viele Patientinnen verdrehen die Wirklichkeit, ohne sich darüber ganz im klaren zu sein. Sie verschweigen und »lügen«, weil sie nicht zwischen Tatsachen und eigenen Vorstellungen oder Mißdeutungen unterscheiden können.

Erst wenn in der Behandlung Kontakt und Vertrauen hergestellt worden sind, wird die Verwirrung deutlich. Dann kann die Patientin ihr Tagebuch zeigen oder erzählen, welche Kniffe sie benutzt hat (Verbrauch von großen Mengen an Abführtabletten, Naschen, regelmäßiges heimliches Erbrechen oder nächtliches Jogging, statt zu schlafen) – Maßnahmen, die ergriffen werden, um einer Veränderung ihrer Situation entgegenzuwirken und Gefühle zu bekämpfen.

Eine andere Gemeinsamkeit bei Patienten mit Eßstörungen ist, daß die Betroffenen sich selten oder nie hungrig fühlen. Das Gefühl der Sattheit, einen richtig vollen Magen und einen angenehmen Geschmack auf der Zunge zu haben und wohlig entspannt zu sein, sind ebenfalls nicht bekannt. Einige wissen, daß sie das Hungergefühl verloren haben, andere können es nicht wiedererkennen. Es ist aber selten, daß Patientinnen dies spontan erwähnen. Dagegen klagen viele über Magenschmerzen, Magendrücken, Völlegefühl oder ein saugendes Gefühl und Verdauungsbeschwerden, was sie mit verschiedenen

Methoden zu lindern versuchen – mit säureneutralisierenden Mitteln, Abführmitteln, Kleie, Schmerztabletten, Erbrechen und anderen unwirksamen Mitteln.

Patientinnen mit Eßstörungen ist gemeinsam, daß sie Kontaktschwierigkeiten haben und unter einem ungewöhnlich starken Einsamkeitsgefühl leiden. *Dagny* war einsam und isolierte sich, obwohl sie im Berufsleben nach außen hin ein lächelndes Gesicht zeigte. *Dagny* schaffte es nicht, mit anderen in Kontakt zu kommen, und *Carla* behielt ihre Probleme für sich und brach engere Freundschaften nach wenigen Wochen ab. *Ada* und *Bibbi* waren ebenfalls meist allein. Oft sind es die jüngeren Patientinnen, die darüber klagen, daß sie Schwierigkeiten haben, von anderen akzeptiert zu werden. Manche drücken das so aus: Niemand, den sie kennen, sei gut oder interessant genug bzw. ein Kontakt mit ihnen lohne sich überhaupt nicht. Die Kontaktprobleme können sich auch dadurch ausdrücken, daß die Patientinnen sich mehr gehen lassen mit hektischen sexuellen Beziehungen von kurzer Dauer, Alkohol und Partys und durch ein eher unkonventionelles und exhibitionistisches Verhalten.

Eine oder mehrere dieser sichtlichen Plagen finden wir bei den meisten Patientinnen mit schweren Eßstörungen. Menschen, die im Zweiten Weltkrieg als Gefangene eine Zeitlang fast am Verhungern waren, litten ebenfalls an Konzentrationsschwierigkeiten, Störungen des Gefühls, hungrig oder satt zu sein, dem Aussetzen der Menstruation, an Depression und innerer Leere.

Aber die Symptome, die bei der magersüchtigen Patientin durch Unterernährung allmählich verstärkt werden, können nicht ausschließlich als Folge des langen Fastens erklärt werden. Sie zeigen sich nämlich bereits zu einem frühen Zeitpunkt im Krankheitsverlauf, vor einem hohen Gewichtsverlust, und viele dieser Symptome finden sich auch bei Patientinnen mit normalem Gewicht oder Übergewicht.

≡ Innere Gemeinsamkeiten

Vier allgemeine Charakteristika erklären Inhalt und Dynamik der vielen und zum Teil seltsamen Symptome von Magersucht und Eßsucht. Das Vorhandensein dieser besonderen Merkmale ist eine Voraussetzung, um die Diagnose stellen zu können.

≡ Der Kampf um die Kontrolle

Die Patientin führt einen verzweifelten und endlosen Kampf, um eine totale Kontrolle über Gefühle und Verhalten, den Körper und ihre Umwelt zu erlangen. Diese übertriebene Beschäftigung damit, etwas beherrschen zu wollen, wird wichtiger als das, was beherrscht werden soll.

Dies beansprucht stets ihre höchste Wachsamkeit, nichts darf dem Zufall überlassen werden. Wenn sie die Kontrolle nur einen Augenblick verliert, empfindet die Patientin dies als bedrohliches Chaos. Für Flexibilität ist kein Raum. Beherrschung bedeutet Kontrolle über alles oder nichts. Sich auf die eigenen Kräfte zu verlassen wird schwierig, da diese dauernd angespannt werden müssen. Noch schwieriger wird es, sich auf andere und deren Möglichkeiten, etwas zu beherrschen, verlassen zu müssen.

Das von Zwang geprägte Bedürfnis nach Kontrolle hängt mit dem Gefühl zusammen, überwältigt zu werden. Im Körper geschieht etwas Unbekanntes, und er zeigt heftige Reaktionen. Wenn Impulsen (z. B. Zorn oder Hunger) nachgegeben wird, erlebt die Patientin dies so, als ob eine Lawine ins Rollen käme: »Das eine kann das andere mit sich führen«, meinte die magersüchtige Patientin, »wenn ich anfange, nur einen Bissen zu mir zu nehmen, esse ich alles auf, was im Haus an Lebensmitteln da ist und werde zu einer unförmigen Tonne, die mehrere hundert Kilo wiegt.« »Wenn ich nur einen Teil des Zorns, der mich erfüllt, an jemandem auslasse, kann ich nicht mehr aufhören«, so die eßsüchtige Patientin, »ich schade damit nur den Menschen in meiner Umgebung und werde von ihnen verlassen.«

Alle psychischen Kräfte werden zusammengenommen, um die Kontrolle zu verschärfen, den Hunger auszuschalten und zu überwinden, die Einsamkeit und den Zorn zu ertragen und es auszuhalten, Gefühle zu überwinden und zu verdrängen, die allmählich als diffuse und nagende Unruhe empfunden werden. Die Gefühle zu unterdrücken wird das vordringlichste Lebensziel. Hunger ist ein Gefühl (das man unmöglich umgehen kann), und der Kampf um die Kontrolle richtet sich gerade gegen das unumgängliche – den Hunger und den Körper. Der Kampf um die Kontrolle beruht auf der Idee, daß die Psyche vom verräterischen Körper, der unkontrollierbare Bedürfnisse in sich birgt und ausdrückt, unabhängig ist und diesen überwinden kann.

Eine undifferenzierte und strenge Kontrolle deutet auf zwanghaftes Verhalten hin. Patientinnen mit Eßstörungen befolgen in Verbindung mit dem Essen und Mahlzeiten üblicherweise verschiedene Rituale. Wenn sie in ihrer täglichen Routine gestört werden, können sie sehr unruhig werden. So wie ein strenger Ordnungssinn zwanghaft ist, ist es ein anderes zwanghaftes Verhalten, wenn die Patientin alles treiben läßt. Sie kann mit dem Essen unordentlich und schlampig umgehen, zeitweise jeden Ordnungssinn und Übersicht verlieren und ein Chaos walten lassen. Es kommt zu einem »Entweder-Oder-Dasein«. Um eine flexible und effektive Kontrolle über Gefühle, Kräfte und innere Impulse zu haben, muß man sich selbst kennen. Man muß sich mit dem Signalsystem des Körpers auskennen und die Gefühle und die Bedürfnisse, die man selbst hat und die von innen kommen, von jenen unterscheiden, die von außerhalb oder von anderen stammen.

Schon von der frühen Säuglingszeit an wird dieses System entwickelt und verfeinert. Eine nasse und kalte Windel verursacht ein diffuses Unbehagen, und der Säugling drückt dies aus, indem er schreit. Dies führt hoffentlich dazu, daß jemand das Kind frisch wickelt, und das Wohlbehagen ist wiederhergestellt. Ein anderes Bedürfnis, wie Hunger, erfordert eine andere Antwort: Durch Nahrungsaufnahme stellen sich Ordnung und Wohlbefinden wieder ein.

Durch Zusammenwirken und gegenseitige Beeinflussung von Individuum (Körper) und Umgebung lernt das Kind, zwischen verschiedenen Impulsen und Gefühlen zu unterscheiden. Hunger zu haben ist etwas anderes als naß zu sein, traurig zu sein ist etwas anderes als Kälte oder Schmerzen zu empfinden. Das Signalsystem des Körpers wird entwickelt und verfeinert, ein Prozeß, der das ganze Leben über andauert.

Der Säugling ißt, wenn die Mutter es bestimmt. Aber sein wachsendes Verständnis für die eigenen Signale, für Hunger und Sattheit, überwiegt immer mehr und bestimmt, wieviel und wann er essen muß. Wenn es jedoch weiterhin ausschließlich die Mutter, deren Uhr oder sogar deren Hunger sind, die das Essen gegen die Gefühle des Kindes regeln, entstehen Konflikte.

Um eigene Gefühle verstehen und akzeptieren zu können, müssen andere diese erkennen. Durch das Zusammenwirken mit wichtigen Personen, von denen das Kind abhängig ist, werden Gefühle und Impulse nach und nach legitim und verständlich. Wenn aber auf die noch unklaren Impulse des Kindes verwirrend reagiert wird, lernt es nicht, zwischen den verschiedenen Gefühlen zu unterscheiden, und es bekommt Schwierigkeiten, die Signale des Körpers zu verstehen.

Je weniger man eigene Bedürfnisse und Impulse kennt, desto wichtiger und schwieriger wird es, diese unter Kontrolle zu halten. Wenn einigen Gefühlen nachgegeben wird, fühlt sich die Patientin mit einer von Zwang geprägten Alles-oder-Nichts-Kontrolle gleich überrumpelt und reagiert darauf so, als ob sie eine »Schlacht verloren hat« – sie gibt die Versuche auf, etwas zu verstehen, zu differenzieren und die Bedürfnisse teilweise selbst zu steuern.

Wir können es so ausdrücken, daß bei Patientinnen mit schweren Eßstörungen eine Falschprogrammierung im Verhältnis zum Körper stattgefunden hat. Durch Unruhe und Enttäuschung sind zentrale Signale, wie Hunger und Sattheit, undeutlich geworden. Diese Undeutlichkeit vermittelt ein Gefühl der Hilflosigkeit.

Das Gefühl der Unzulänglichkeit

Etwas zu beherrschen – seien es die Geheimnisse des Dreirades, EINSTEINS Relativitätstheorie oder die innere Unruhe und Angst – ist eine unserer wichtigsten Quellen für Selbstachtung. Wenn man es schafft, eigenen Anforderungen zu genügen, hat man ein gutes Gefühl, etwas zuwege zu bringen. Die Patientin mit Eßstörungen fühlt, daß sie das Dasein nicht meistert; das Gefühl der Unzulänglichkeit führt zu mangelnder Selbstachtung, zu Depression und Passivität. Sie wird von anderen psychisch abhängig, die ihr sagen, was sie tun soll und was sie zu fühlen und zu denken hat. Sie hat oft Probleme, eigene Bedürfnisse von den Erwartungen anderer zu unterscheiden. Der erste Kampf um Identität, Selbständigkeit und die Bewältigung eigener Probleme geht darum, eigene Bedürfnisse kennenzulernen und diese zufriedenzustellen.

In einigen Fällen gelingt es dem Kind nicht, den Konflikt zwischen eigenen Bedürfnissen, dem eigenen Willen und dem Willen der Mutter zu lösen. Es kann sein, daß die Unsicherheit zu bedrohlich, die Übermacht zu groß oder eigene Signale zu unklar sind. Das Bedürfnis, von anderen gelenkt zu werden, wird verstärkt und weiterentwickelt. Wenn diese sichere Leitung von außen entweder wegfällt oder in zu großen Konflikt mit eigenen Bedürfnissen oder Befehlen von außen gerät, führt dies zu quälender Unsicherheit, Verwirrung und nicht selten Panik. Der Patientin fehlt in ihrem Repertoire ein brauchbares Handlungsmuster. Wenn auch die Umgebung keine neuen Konfliktlösungen findet, verstärkt das Zusammenwirken von Patientin und Umwelt die bestehende Abhängigkeit.

Eßstörungen treten sehr oft in Verbindung mit Konflikten um die wachsende Selbständigkeit auf. Patientinnen, die liebe und fügsame Kinder waren, mögen in schwierigen Situationen gefühlt haben, daß sie überfordert waren. In der Pubertät entstehen neue Erwartungen und Bedürfnisse; die Kinder lösen sich mehr vom Elternhaus. Die Bewertung durch die Freunde wird wichtig, und sexuelle Impulse werden aktiviert. Das Mädchen ist einem verwirrenden und widersprüchlichen Druck von innen und außen ausgesetzt. Wenn es sich dann nicht auf seine Gefühle verlassen kann, steht es neuen Situationen unsicher und hilflos gegenüber. Oft weiß es selbst nicht, was es will, und der Übergang von der sicheren Abhängigkeit schaffenden Kinderrolle zu der spannenden, unsicheren, die Selbständigkeit herausfordernden Teenagerrolle wirkt sich lähmend aus.

Der erste Schritt zur Selbständigkeit und dem Meistern von Situationen muß sein, daß man sich seiner eigenen Gefühle bewußt wird. Zu wissen, wann man hungrig oder satt ist, ist eines der zentralen Gebiete, wo früh Selbständigkeit und Identität entwickelt werden. Das muß nicht notwendigerweise bedeuten, daß immer die eigenen Gefühle das Handeln bestimmen müssen. Eigene Gefühle zu haben, zeigt sich unter anderem darin, daß man um fünf Uhr essen kann, wie es in der

Familie üblich ist, und trotzdem schon um vier Uhr hungrig sein kann. Bei der Behandlung von Eßstörungen ist die Wiedererlangung des Gefühls, hungrig oder satt zu sein, ein fernes Ziel, so fern, daß es näher liegt, sich das Ziel zu setzen, das Essen unabhängig von diesen zentralen Gefühlen zu regulieren. Es ist besser, wenn die Patientin nach einem Zeitschema ißt, das in der Behandlung mit ihr zusammen aufgestellt wurde. Auf diese Weise versucht man, die Patientin von ihrer Umgebung unabhängiger zu machen und ihr mehr Übereinstimmung mit eigenen Beschlüssen zu ermöglichen, obwohl Gefühl und Bedürfnis noch nicht deutlich sind.

Nach meiner Erfahrung sind viele, sogar die meisten dieser Patientinnen, gegenüber den Reaktionen und Erwartungen ihrer Mütter sehr aufmerksam. Hierfür finden sich mehrere Erklärungen. Aber es ist doch klar, daß die Patientin, die sich ihrer eigenen Gefühle nicht bewußt ist, ein Meister darin geworden ist, andere zu verstehen und sich nach ihnen zu richten – vielleicht besonders nach der Mutter.

Viele Patientinnen treten selbständig und erfolgreich auf, haben gute Schulabschlüsse oder hochqualifizierte Berufe, die hervorragenden sportlichen Erfolge nicht zu vergessen. Aber oft werden sowohl die Erfolge als auch das Handeln von den Erwartungen der Umgebung gesteuert. *Betty* wurde dünner, weil es von ihr erwartet wurde. Zur gleichen Zeit, als sie schlanker werden sollte, spitzte sich der Konflikt zwischen ihren Eltern zu, und diese hatten wenig Zeit für sie. Ihr Gefühl der Unzulänglichkeit und der Verwirrung nahm in dieser Zeit zu, es wurde für sie wichtig, den Körper zu beherrschen, weil es ihr nicht gelang, mit einer intensiven inneren Unruhe fertigzuwerden. Später erwähnt *Betty*, daß sie damals voll Zorn gegenüber ihren Eltern war, weil diese ihr nicht halfen. Aber zu diesem Zeitpunkt wußte sie selbst nicht, was sie eigentlich wollte. Sie fühlte sich hilflos, als sie sich selbst überlassen wurde. Und als die Eltern mit ihren eigenen Problemen beschäftigt waren, tat sie das, was der Trainer von ihr erwartete.

Man kann sich fragen, warum der Kampf um die Kontrolle ausgerechnet im Verhältnis zur Nahrung ausgetragen werden muß. Warum bekommen diese Patientinnen ein gestörtes Verhältnis zu ihrem Körper?

Wahrscheinlich ist es so, daß die Patientin ihre Unsicherheit auf etwas Konkretes überträgt: auf Körper und Gewicht. Damit kann sie etwas anfangen. Diese Konkretisierung beinhaltet auch die mangelnde Fähigkeit zur Abstraktion und gehört zu einer Stufe in der Entwicklung der Persönlichkeit, die nicht mit dem Alter der Patientin übereinstimmt. Deshalb kann man Magersucht und Eßsucht auch als teilweise vorhandene Entwicklungsstörung bezeichnen. Und dies bringt uns zu einem dritten wesentlichen Merkmal bei Eßstörungen.

Die Störung des Bildes vom eigenen Körper

Das Bild vom eigenen Körper entspricht dem Gefühl, das wir von unserem Körper haben, z. B. wie groß dieser ist und welche Form er hat, daß dieser Fuß mir gehört und daß das ich bin. Für die meisten Menschen ist das Aussehen wichtig, und Spiegelbilder, Fotografen und Filme der eigenen Person sind zeitweise faszinierend:»Sehe ich so aus?«»Sah ich damals so aus?« Dies sind Reaktionen, die wir alle kennen. Ein insgesamt stabiles und flexibles Bild vom eigenen Körper ist einer der Grundpfeiler unserer Identität. Das Körpergefühl entwickelt sich das ganze Leben lang, besonders intensiv aber während des Wachstums, wenn der Körper schnelle Veränderungen erfährt. Bewegung spielt eine große Rolle, wenn wir unseren eigenen Körper kennenlernen sollen. Der Säugling, der strampelt und sich in die Zehe beißt, ist dabei, sich selbst und die Grenze zwischen Körper und Umwelt zu entdecken. Sich zu bewegen ist wichtig für das Verhältnis zum Körper, nicht nur in der Kindheit, sondern das ganze Leben lang.

Störungen des Bildes vom eigenen Körper gehen von schweren Depersonalisationen (Halluzinationen, bei denen das Körpergefühl aufgehoben ist) bis zu einer gestörten Wahrnehmung von Teilen des Körpers. Patientinnen mit Eßstörungen haben Störungen im Bild des eigenen Körpers, die das gesamte Spektrum umfassen können. Viele Magersüchtige empfinden, daß Bauch, Schenkel und Hüften stark überdimensioniert sind. Andere, sowohl Menschen mit Unter- und Übergewicht, halten ihren Körper für größer als er ist.

Sowohl magersüchtige als auch eßsüchtige Patientinnen können passiv wirken, wenn sie eine lange Zeit über unbeweglich stehen oder sitzen können. Das steht in einem seltsamen Gegensatz zum unermüdlichen Jogging und Trimmen der Magersüchtigen. *Ada* saß unbeweglich auf dem Stuhl, *Betty* saß während der 50 Minuten völlig steif da und wechselte nur einmal zögernd die Stellung. *Dagny* blieb während des ganzen Gesprächs unbeweglich.

Diese Unbeweglichkeit hängt mit einem schlecht entwickelten Bild vom eigenen Körper zusammen. Es wirkt so, als ob die Patientinnen Angst davor haben, die Gefühle und den Kontakt mit dem Körper zu erleben, die zufällige Bewegungen vermitteln können.

Unbeweglichkeit und Isolation gehören zu einem Teufelskreis, der die Patientinnen daran hindert, ihren eigenen Körper und ihr Signalsystem besser kennenzulernen und ein realistischeres Körpergefühl zu entwickeln.

Die schweren Störungen des Körperbildes bei magersüchtigen und eßsüchtigen Patientinnen zeigen sich auch darin, daß sich die Auffassung von ihrem Körper vor und nach einer Mahlzeit ändert. Sie empfinden, daß der Körper nach einer Mahlzeit viel dicker und größer wird, besonders, wenn diese reich an Kohlehydraten war. Das kann man solchen Untersuchungen entnehmen, in denen die Patientin ihren eigenen Körper nach einer Mahlzeit zeichnet mit einem wesentlich größeren Umfang speziell der Hüften, der Taille und der Schenkel (SLADE u. RUSSELL, 1973; GARNER u. a., 1976; ASKEVOLD, 1980). Das unstabile Körpergewicht wird auch durch häufiges Wiegen ausgedrückt. Es ist, als ob sie ein äußeres Maß brauchen, um herauszufinden, wie sie ihren Körper empfinden – und dann stimmt das trotzdem nicht.

Bei dem Bestreben, dünn zu werden, bekommt ein bestimmtes Gewicht eine magische Bedeutung: »Wenn ich nur 39 kg wiegen könnte, werde ich mit mir zufrieden sein.« Und wenn die 39 kg erreicht sind, fühlt sich die Patientin trotzdem unzufrieden, meint, daß sie zu dick sei und daß 37 kg das Ideale seien. In ihrem Bild von sich selbst bedeuten Kilos und einige hundert Gramm alles. Die Beschäftigung der Patientin mit sich selbst läßt sich so ausdrücken, daß sie an einer Gewichtsphobie leidet. Anstatt zu sagen: »Ich bin mein Körper«, wird die Auffassung von sich selbst dualistisch: Der Körper wird zu einem nicht beherrschbaren und unbekannten Feind, den der Geist bezwingen soll.

Dies wird verständlich, wenn wir uns vorstellen, mit welchem Gefühl der Ohnmacht und der Verwirrung die Patientin sich abmüht. Dennoch scheint es unbegreiflich, daß sie nicht sieht, wie dünn sie ist, wenn sie vor dem Spiegel steht. Es ist vielleicht eher zu verstehen, wenn jemand mit Übergewicht, der zehn bis 15 Kilo abgenommen hat, noch immer ein Bild seines dicken Körpers vor sich sieht und Zeit braucht, um die Vorstellung von seinem Körper der Wirklichkeit anzupassen. Es ist auch merkwürdig, wenn die intelligente, eßsüchtige Patientin mit guter Ausbildung, die auch Ernährungsphysiologin oder Hauswirtschaftslehrerin sein kann, nachdem sie ein halbes Weißbrot oder einen Liter Eis gegessen hat, »sieht«, daß sie plötzlich an den Hüften und Schenkeln drei Zentimeter zugenommen hat.

Diese Patientinnen sind schockiert, wenn sie sich darüber klarwerden, wie sie in Wirklichkeit aussehen. Das bedeutet jedoch noch nicht, daß die Störung des Bildes vom eigenen Körper behoben ist, zeigt aber eine beginnende Besserung der Krankheit an.

Viele Ärzte und Therapeuten haben versucht, diese Patientinnen dazu zu zwingen, ihr Spiegelbild objektiv zu betrachten, sie dazu zu bewegen, zu akzeptieren, daß sie so sind, wie sie aussehen, ihnen zu zeigen, daß ihr Gefühl, dick zu sein, nicht stimmt. Dies ist fast unmöglich – und kann außerdem schädlich sein. Die Patientin bemüht sich, einige eigene Gefühle zu bewahren und sich nicht von den Meinungen anderer und Druck von außen beeinflussen zu lassen. Das Bild vom eigenen Körper und das Verhältnis zur Nahrung ist die letzte Bastion, wo sich der Kampf um die Selbständigkeit abspielt. Charakteristische und gestörte Eßgewohnheiten und ein eigenes intensives Erleben des Körpers zu haben, wird für diese Patientinnen zur Identität, von der das Selbstgefühl abhängt.

Eßstörungen können als Kampf um die Identität angesehen werden, ein Kampf um Besitz und Kontrolle eigener Gefühle. Das Bild vom eigenen Körper ist das Intimste und Persönlichste, was wir besitzen. Die ständigen biologischen Veränderungen werden zu einer Herausforderung für das Identitätsgefühl, was wir bei den verschiedenen Krisen sehen, die sowohl Männer als auch Frauen beim Übergang zum Erwachsensein oder zum Alter hin erleben können.

Für die verwirrte und unsichere magersüchtige oder eßsüchtige Patientin wird es zu einer Herausforderung, diesen unumgängli-
chen Veränderungen entgegenzuwirken. Das normale biologische
Funktionieren des Körpers wird als etwas Unbehagliches oder
Erschreckendes erlebt, das beherrscht und am besten unterdrückt
werden muß.

Die Beschäftigung mit dem Körper und dem Aussehen beherrschen das Dasein. Die Patientinnen können viel Kräfte darauf verwenden, sich zu pflegen oder sich zu kleiden. Andere haben diffuse und
quälende körperliche Empfindungen und Schmerzen. Nicht selten
kommt die Patientin aus einer Familie, in der man sich übertrieben viel
mit dem Essen und dem Gewicht beschäftigt, wo das Normalgewicht
durch intensives Trimmen gehalten wird und wo mehrere Familienmitglieder ständig Schlankheitskuren machen. Die Beschäftigung mit dem
Körper ist sozusagen ein Teil der Kultur der Familie, wie wir es bei
Dagnys Elternhaus gesehen haben.

Es sind Spekulationen darüber angestellt worden, inwieweit
eine Störung des Bildes vom eigenen Körper Ursache oder Resultat der
Eßstörung sein kann (BUTTON et al., 1977; GARNER u. a., 1976; RUSSELL,
1977). Wir wissen es nicht. Wir müssen uns damit begnügen festzustel-
len, daß sie ein wesentliches Merkmal bei verschiedenen Formen schwerer Eßstörungen ist. Einige meinen, daß sie das entscheidende Merkmal
(Hauptkriterium) bei Magersucht und Eßsucht mit Erbrechen ist, und
Experten für extremes Übergewicht sind der Ansicht, daß einer erfolgreichen Gewichtsreduktion eine Veränderung des inneren Körperbildes
vorangehen muß (RAND u. STUNKARD, 1983).

Die intensive Beschäftigung einer Patientin mit dem Körper ist
auch Ausdruck für die konkrete Denkweise. Das Meistern von Situationen und die Kontrolle sind konkretisiert – die Patientin benutzt den
Großteil ihrer Kräfte, um über ihren Körper zu wachen. Es bleibt daher
wenig Überschuß für den Kontakt mit anderen.

═══ Kontaktstörungen

Das vierte allgemeine Merkmal bei Eßstörungen sind Probleme im Kontakt mit anderen. Die Patientin weiß nicht, was sie fühlt, ist sich nicht sicher, ob die Impulse von innen oder von außen kommen. Wenn die Grenzen zwischen einem selbst und anderen unklar sind, wird es schwierig, sich auf andere zu verlassen oder ihnen nahe zu kommen. Die Patientin schützt sich vor einem undifferenzierten Gefühl der Ohnmacht, indem sie enge Kontakte zu anderen vermeidet.

Die Intuition oder das Einfühlungsvermögen, das viele dieser Patientinnen haben, führt dazu, daß sie verständnisvoll und lieb wirken, und es auch sind, selbst aber erleben, daß sie kaum Kontakt mit anderen haben, oder daß sie Freunde, Eltern oder die sie behandelnden Personen täuschen. So wie sich die Patientin gleichzeitig nach Nähe sehnen kann, fühlt sie sich schnell überfahren, wenn der Kontakt zu intim oder zu eng wird. Die Einladung, Gedanken und Gefühle mit jemand anderem zu teilen, wird zu einer direkten Herausforderung für die Probleme, mit denen sie sich abmüht. Psychotherapie bedeutet auch, die Fähigkeit zu einer solchen Nähe zu entwickeln, was oft notwendig ist, um gesund zu werden.

Die Patientinnen haben verschiedene Kontaktschwierigkeiten. Die Magersüchtige liebt z. B. normalerweise keinen sexuellen Kontakt, während die Eßsüchtige (vor allem aus der Gruppe, die sich nicht erbricht) daran Freude haben kann.

Bei Patientinnen mit schweren Eßstörungen werden die verschiedenen Kombinationen und Formen der vier allgemeinen Merkmale – das Bedürfnis nach Kontrolle, das Gefühl der Unzulänglichkeit, Störungen im Bild vom eigenen Körper und der mangelnde Kontakt mit anderen – zu dominierenden und wesentlichen Seiten der Persönlichkeit. Sie überschatten und verdüstern ihr Leben und bilden sozusagen den Kern der Magersucht bzw. der Eßsucht.

≡   **Vom chaotischen Selbstgefühl zur Eßstörung**

Es ist nicht schwer zu verstehen, daß Verwirrung und ein chaotisches Selbstgefühl das Bedürfnis nach einer strengen und zwanghaften Kontrolle mit sich bringen. Aber nur ein Teil derer, die sich mit solchen Identitätsproblemen abmühen, versucht, die chaotischen Gefühle durch eine zwanghafte Beherrschung der Nahrung und des Körpers zu kontrollieren. Der Ursprung dieser konkreten Art, mit Gefühlen und Unsicherheit umzugehen, ist sinnvollerweise in der Umgebung, in der man aufgewachsen ist, und in der Familie zu suchen.

Obwohl sich die Familien, bei denen ein Mitglied magersüchtig ist, von denen unterscheiden, die von Eßsucht betroffen sind, finden wir bei ihnen auch gemeinsame Züge. Dies wird mehrfach erwähnt, unter anderem auch von KALUCY u. a. (1977). Die konkrete Art, Probleme anzugehen, und die Beschäftigung mit Kontrolle und Aussehen sind solche gemeinsamen Züge. Oft mühen sich mehrere in der Familie mit ihrem Selbstgefühl, dem Aussehen und Depression ab. Die Familie als Ganzes verhält sich gegenüber zusätzlicher Unruhe, Verwirrung und Veränderungen oft wenig tolerant und reagiert auf Probleme und Gefühle auf konkrete und materialistische Art.

Eine genaue Erklärung dafür zu geben, wozu das Zusammenwirken führen kann, und ganz zu verstehen, warum das Resultat so und nicht anders wird, ist natürlich unmöglich. Aber wir wissen einiges über die Entwicklung vom Kind zum Erwachsenen und das Zusammenwirken von Menschen, über das Wesen der Familie und darüber, was es heißt, magersüchtig oder eßsüchtig zu sein.

Wir wissen, daß das Essen vom ersten Augenblick an ein Zusammenwirken voraussetzt – Gegenseitigkeit und Wechselwirkung. Die Mutter stillt das Kind und dieses trinkt, Mutter oder Vater füttern das Kind, und es saugt und schluckt. Durch dieses erste Zusammenwirken entwickelt das Kind sowohl Kontakt mit anderen als auch mit seinem eigenen Körper. Das geschieht nicht in einer exklusiven Zweisamkeit, sondern in einem größeren Zusammenhang von gegenseitigen Einwirkungen. Viele Faktoren tragen zu diesem Zusammenspiel bei: die Familie, die Großfamilie – oder auch das Fehlen von Familie, die soziale Schicht und das Milieu, die Nationalität und die Kultur.

═══ Eßrituale und das Stimmrecht des Kindes

In jeder Gesellschaft und zu allen Zeiten war die Versammlung um den Tisch zum Essen oder auch nur zum Trinken an Gelegenheiten mit gefühlsbeladener Bedeutung geknüpft. Hochzeitsschmaus und Leichenschmaus, Siegesmal und das Anstoßen auf einen Kauf, das gemütliche Abendessen am Samstag und das Weihnachtsessen sind solche Rituale.

Jede Familie ist eine eigene kleine Gesellschaft mit ihrer eigenen Kultur. Sie hat Rituale gebildet, die gewöhnlich unausgesprochen, unreflektiert und für die Familienmitglieder oft fast nicht wahrnehmbar sind. Es können die Sonntagmittagessen, zu denen sich immer alle versammeln, oder es kann das Weihnachtsfrühstück sein, das eine Tradition ist, an der nicht gerüttelt werden darf. Möglich ist auch, daß die Mutter immer allen die Teller füllt oder daß bestimmte Gespräche stets am Mittagstisch oder beim Abendbrot stattfinden.

Bestimmte, oft von Eßsucht oder Magersucht betroffene Familien vertragen es scheinbar weniger als andere, wenn ihre Eßrituale gebrochen werden. Das gemeinsame tägliche Mittagessen kann die symbolische Bedeutung von Zusammenhalt erlangt haben. Es können Traditionen aus der Zeit der Großeltern sein, die den Respekt für die Familie bekunden. Oder es kann sein, daß das Abendessen eine Art Fürsorge- und Kontrollfunktion in der Familie einnimmt; in der Familie entsteht Angst und Unruhe, wenn jemand dieser Mahlzeit fernbleibt.

Auf die gleiche Weise kann die Nahrungsmenge, das Benehmen am Eßtisch und das Gewicht des Kindes ein sichtbarer Beweis dafür sein, daß die Eltern sich gut um ihre Aufgabe kümmern. Einer der ersten Kämpfe um Selbständigkeit und eine eigene Kontrolle wird darüber ausgefochten, ob man ißt oder nicht.

Viele Patientinnen mit Eßstörungen – mit Über- oder Untergewicht – sind in Familien aufgewachsen, in denen dem Stimmrecht des Kindes nicht genügend Rechnung getragen wurde. Die Fragen, was, wann und wie man essen soll, sind besonders heikle Themen; die Mitbestimmung des Kindes kann mit Ritualen, Regeln und Werten in der Familie kollidieren. Die Lösung der Konflikte um das Stimmrecht ist für die Entwicklung der Selbständigkeit und Selbstsicherheit von

Bedeutung. Eßstörungen verschärfen sich oder zeigen sich gewöhnlich dann, wenn Selbständigkeit und Unabhängigkeit herausgefordert werden, wenn die Patientin von einer Lebensphase in eine andere übergeht. Dies kann der Übergang von Brust oder Flasche zu fester Nahrung, vom Kleinkindalter in das Vorschulalter, von der Kindheit zur Jugend sein, wenn sie von zu Hause fortzieht, erotische Interessen bekommt, oder wenn sie in eine verantwortungsvolle, sie stark beanspruchende Stellung aufsteigt. Solche Veränderungen wirken sich auf die gesamte Familie aus.

Erfolg – für wen?

Die meisten Familien, in denen ein Mitglied magersüchtig oder eßsüchtig ist, wirken nach außen hin erfolgreich (GARNER u. a., 1978). Sie kommen sozial oder ökonomisch vorwärts und legen großen Wert auf ihr Auftreten. Es ist vernünftig und gut, wenn man sich wohlgeratene Kinder und eigenen Erfolg wünscht, das Gegenteil wäre widersinnig. Dagegen werden Ideale für den Erfolg und Beweise für ein Wohlgeratensein sehr verschieden gewertet, sowohl in verschiedenen Familien als auch bei den unterschiedlichen Mitgliedern innerhalb der gleichen Familie. In einigen Familien wirken die Ideale absolut; die Werte sind fest vorgegeben, vielleicht von der vorherigen Generation übernommen und nicht auf die Verhältnisse zugeschnitten, unter denen wir jetzt leben. Wohlgeraten zu sein, bekommt einen hohen Stellenwert, wenn Unsicherheit, Entbehrung, Unzufriedenheit oder Zorn unterdrückt werden müssen. Erfahrungen zeigen, daß in Familien, bei denen ein Mitglied magersüchtig oder eßsüchtig ist, viele Konflikte unterdrückt werden. Dabei handelt es sich sowohl um persönliche Konflikte als auch um solche, die aufgrund gegensätzlicher gesellschaftlicher Strömungen entstehen, z. B. hinsichtlich der Frauenrolle. Die Mütter der Patientinnen sind oft deprimiert und in einem Dilemma zwischen Abhängigkeit und Entfaltung der Persönlichkeit gefangen. Das heile Bild der Familie läßt scheinbar keine Konflikte oder Depressionen zu. Dies führt oft zu Desillusion und Enttäuschung, über die die Eltern der Patientin nicht sprechen können und die sie damit auch nicht meistern. Wenn Unzufriedenheit (eines Familienmitglieds) als Zeichen für Versagen erlebt wird, wird es noch wichtiger, die Probleme zu verbergen und das

Gesicht der Familie zu wahren. Die Ansprüche an alle, sich im Einklang mit den Werten der Familie von der erfolgreichen Seite zu zeigen, werden hoch und bedeutungsvoll. Meinungsverschiedenheiten führen zu schmerzlichen und bedrohlichen Konflikten. Einer 15jährigen Tochter, die ihre Maßstäbe aus einem Punkermilieu bezieht, wird es schwerfallen, den Ansprüchen ihrer bürgerlichen Eltern gerecht zu werden, und Konflikte um die Selbständigkeit rücken in den Brennpunkt. Die 18jährige mit durchschnittlicher Intelligenz, von der die Eltern erwarten, daß sie mit den besten Noten nach Hause kommt – Erwartungen, die von den Lehrern unterstützt werden, die die intensive Mitarbeit des Mädchens in den letzten Jahren beobachtet haben –, gerät in einen zum Teil unlösbaren Konflikt. Wenn nun die innere Sicherheit und Unabhängigkeit fehlen, fallen direkte Auflehnung und Protest schwer.

Wenn die Ideale vom Erfolg festgelegt werden, ohne dabei die Eigenart und das Stimmrecht des Kindes zu berücksichtigen, werden sie leicht starr, und die Möglichkeiten zu versagen werden groß. Die Patientin, die das Gefühl hat zu versagen, löst das Problem, indem sie intensiv abnimmt, wobei sie von dem bewußten Gedanken ausgeht: »Kann ich schon nicht in der Schule erfolgreich sein, so soll es mir wenigstens gelingen, schlank zu sein.« Aber natürlich ist das Gefühl des Versagens stets zur Stelle, und die Gewichtsveränderung bringt nicht das erhoffte Gefühl, daß alles in Ordnung ist. Andere, sowohl jüngere Mädchen als auch erwachsene Frauen, drücken ihren Zorn und ihren Protest dadurch aus, daß sie Essen in sich hineinstopfen, um es dann wieder zu erbrechen.

Eine von Magersucht oder Eßsucht bestimmte Krankheitsperiode kann mit einer Reaktion auf eine Beleidigung oder Demütigung beginnen. Das Ziel kann sein, sich an seiner Umgebung zu rächen, sich aufzulehnen oder die Aufmerksamkeit und Fürsorge anderer auf sich zu ziehen. So drückte *Carla* Zorn und Verzweiflung gegenüber ihren Eltern aus, indem sie mit ihrem ungeheuren Appetit provozierte und sie direkt anklagte, daß sie sie nicht genug mochten.

Diese Reaktionen können eine vorübergehende Erscheinung sein und dann aufhören, wenn die Patientin und ihre Umgebung zu einer zweckmäßigeren Art des Reagierens, Streitens oder gemeinsamen Handelns finden. Sie können aber auch den Beginn einer langwierigen Krankheit darstellen.

Gemeinschaft – gemeinsame Gefühle?

Alle Mitglieder einer Familie tragen auf ihre Art zu der Vorstellung bei, was Gemeinsamkeit bedeutet. In vielen Familien existiert ein ungeschriebenes oder fast geheimes Gesetz, das besagt, daß die Gemeinsamkeit um jeden Preis bewahrt werden muß, eventuell auch auf Kosten von Entfaltung und Gesundheit des einzelnen. Nach außen darf es keine Meinungsverschiedenheiten geben; Äußerungen, die im Gegensatz zum Gedankengut der Familie stehen, werden als drohende Auflösung oder Meuterei empfunden. Weil aber Uneinigkeit ein wichtiger Teil des Wachsens und Wesens einer lebendigen Familie ist, leiden alle darunter, wenn es unmöglich wird, Uneinigkeit auszudrücken und zu fühlen.

Dies wird von den Familienmitgliedern natürlich nicht frei gewählt, und sie sind sich auch nicht klar darüber. Die Regeln der Gemeinschaft sind wahrscheinlich überlieferte Schutzmechanismen, die in früheren Zeiten vielleicht für den Zusammenhalt der Familie nötig waren. Aber der Mythos von der Gemeinschaft hat sich von der symbiotischen Gemeinschaft (»wir meinen alle das Gleiche, wir sind ganz gleich und voneinander abhängig«) zu der mehr symbolischen Gemeinschaft (»wir sind eine Familie, in der jeder seine eigene Meinung hat und halten trotzdem zusammen«) hin entwickelt. Solche Familien erschweren neuen Mitgliedern den Zugang, und wenn jemand die Familie verläßt, indem er mit seiner bisherigen Lebensweise bricht oder andere Gesetze befolgt, so ist das ein ungeheuer schmerzlicher und schwieriger Prozeß für alle.

Viele Patientinnen mit Eßstörungen kommen aus Familien, in denen es scheinbar keine Uneinigkeit gibt. Magersucht und Eßsucht signalisiert etwas von der Spannung, unter der die Familie lebt, und drücken auch Protest aus, die Bitte um Hilfe und den Versuch, eine eigene Identität zu finden.

== **Loyalität**

Gemeinsamkeit bedeutet auch Loyalität. Die Patientin hat oft ein starkes Loyalitätsgefühl und kann darum bemüht sein, ihrer Familie zu helfen. Es können Geschwister, Vater oder Mutter sein, aber die Erfahrungen zeigen, daß die Patientin oft am stärksten an die Mutter gebunden ist, mit positiven und negativen Gefühlen. Die Mütter der magersüchtigen Patientinnen haben oft viele der gleichen Probleme wie die Patientin selbst. Oft plagt sich die Mutter mit Unselbständigkeit. Sie wird leicht von der Tochter abhängig, die sie unterstützt, indem sie ihr zeigt, daß sie sie braucht und ihre unerfüllt gebliebenen Wünsche erfüllt. Nicht selten sehen wir, daß die Mutter einen Widerwillen gegen alles hegt, was mit dem Körperlichen zu tun hat, und selbst großen Wert darauf legt, schlank zu sein und ein perfektes Äußeres zu haben.

Mit einem starken, undifferenzierten Loyalitätsgefühl übernimmt die Tochter die Verantwortung für die Probleme der Eltern. Das Verantwortungsgefühl und das Schuldgefühl erschweren es ihr, unabhängig zu werden, und Heißhunger oder Erbrechen können eine Form der Auflehnung gegen die innere und äußere Forderung nach Loyalität sein.

Eßstörungen drücken die unmögliche Situation aus, die entsteht, wenn starke und unverrückbare Gefühle der Loyalität und des Zorns gleichzeitig existieren. Starre Forderungen nach Loyalität und das Bedürfnis, ein idealisiertes Bild einer Gesellschaft trotz Unsicherheit und verborgener Probleme zu bewahren, führen leicht zu einer ausweglosen und gefühlsgeladenen Konfliktsituation. Die Familie, in der Magersucht oder Eßsucht auftritt, hat Schwierigkeiten, neue flexible Rituale und Formen des Zusammenseins zu entwickeln, die der allmählichen, psychologischen und sozialen Unabhängigkeit der Mitglieder folgen. Die vermehrte Selbständigkeit des Kindes und die Forderung nach einem erweiterten Stimmrecht kollidiert mit anderen Regeln in der Familie und wirkt sich hemmend auf die Gemeinschaft aus. Es ist auch wenig Raum für unbekannte und »unpassende« Reaktionen. Die Konflikte und die vielschichtigen Gefühle werden so in einem komplizierten Zusammenspiel um die Nahrung und das Essen ausgedrückt, Situationen, die auch so schon mit Symbolen und Gefühlen geladen sind und sich somit dafür anbieten.

Äußere und innere besondere Kennzeichen bei Eßstörungen

Von fachlicher Seite ist vor allem der Magersucht Aufmerksamkeit geschenkt worden. Übergewicht wird oft erwähnt, nicht zuletzt in den Wochenblättern, aber hier wird nicht zwischen durch Eßsucht verursachten Übergewicht und einer anderen Art von Gewichtserhöhung unterschieden.

Magersucht und Eßsucht haben gemeinsame Charakteristika, die Ausdruck gemeinsamer psychologischer Probleme sind, aber die verschiedenen Formen oder besonderen Kennzeichen der Probleme machen sie zu verschiedenen Krankheitsformen. Erst an diesen besonderen Kennzeichen können wir erkennen, was der Patientin fehlt und wie die Behandlung geplant werden muß.

≡ Die magersüchtige (anorektische) Patientin

Bei ihr fällt am meisten das geringe Gewicht und ein ständiges Streben nach weiterer Gewichtsreduktion auf. Sie ißt minimal und benutzt zusätzlich auch andere Methoden, um die Nahrung wieder loszuwerden, z. B. Erbrechen, Abführmittel, harntreibende Mittel. Obwohl die Patientin leugnet, daß sie Hunger hat, leidet sie unter einem starken Hungergefühl und kann ein besonderes Hungerverhalten zeigen, indem sie heimlich alte Essensreste ißt, die Teller von anderen leert oder Lebensmittel stiehlt oder hamstert. Die Konzentrationsschwierigkeiten, die sowohl psychologische als auch ernährungsmäßige Ursachen haben, werden durch den Hunger ständig verschlimmert. Schlafstörungen gehören dazu, ebenso eine oft auffallend niedrige Körpertemperatur und ein schwacher Puls. Der Verlust der Menstruation wurde schon erwähnt. Viele leiden nach längerem Fasten an Haarausfall, und auf dem Körper zeigen sich Haare und Flaum. Was die Umgebung bei der mageren, anorektischen Frau oft verwirrt, ist, daß sie trotz ihres geringen Körpergewichts nicht müde wirkt; sie scheint die gleiche Energie zu haben wie eine durchtrainierte Sportlerin. Hier besteht, wie erwähnt, ein großer Unterschied zwischen der Magersüchtigen und dem an echtem Hunger Leidenden, der unbeweglich dasitzt, um so wenig Kalorien wie möglich zu verbrauchen. Die übertriebene Aktivität, ob es nun lange, anstrengende Trimmrunden sind oder Rastlosigkeit und ständige Bewegungen, ist – besonders in der Anfangsphase – eines der sichtbaren Zeichen, das den Gedanken an Magersucht nahelegt.

Das Leugnen

Das Leugnen von Gefühlen und Problemen ist eines der Merkmale, die die magersüchtige Patientin von der eßsüchtigen unterscheiden. Die Schwierigkeit bei der Behandlung ist, daß die Magersüchtige leugnet, Probleme zu haben und sich gleichzeitig sowohl offen als auch heimlich bemüht, diese aufrechtzuerhalten.

Wenn sie leugnet, daß sie wenig ißt, kann dies unbewußt sein. Ihre Empfindung bei der Nahrungsaufnahme ist wahrscheinlich ähnlich gestört wie ihr Bild vom eigenen Körper. Oft macht sie etwas unklare Angaben über das, was sie ißt, und es kann ungeheuer schwierig sein, sowohl von der Patientin als auch von ihrer Familie klare Auskünfte zu bekommen. Ihr Verschweigen, daß sie jeden Morgen vier Eßlöffel Kleie ißt und vor dem Wiegen beim Arzt einen Liter Wasser trinkt, stellt eine Art von Selbstschutz dar, einen Versuch, die eigene Identität zu bewahren, indem man die Umgebung täuscht. Dies macht die Zusammenarbeit mit der Patientin so schwierig. Während der Behandlung muß man sich bemühen, Kontakt mit ihr herzustellen, ohne sich so sehr aufzudrängen, daß der verletzbare und starke Selbstschutz abgebaut wird und das Identitätsgefühl bedroht ist. Die Patientin leugnet nicht nur Gewichts- und Eßstörungen, sondern auch Gefühle wie Kälte, Müdigkeit und Sorgen. Daß sie dennoch von solchen Gefühlen geplagt wird, sehen wir daran, daß sie Hunger und Traurigkeit oft gegenüber ihrem Tagebuch oder einer Person, der sie vertraut, eingesteht. Durch das massive Leugnen werden andere Gefühle allmählich unklar, verschwinden teilweise und hinterlassen eine Leere, die allein schon genügt, um sie ängstlich und verzweifelt zu machen.

Kontrolle

In jeder Situation die volle Kontrolle zu bewahren, wird ein wesentlicher Inhalt im Leben der Patientin. Sie ist oft stolz auf ihre Kontrolle, die eine undifferenzierte, zwanghafte Unterdrückung von Gefühlen und Impulsen darstellt. Während die junge Patientin in einem frühen Stadium oft ihrem Zorn und Trotz Ausdruck verleihen kann, ist die Patientin, die schon lange magersüchtig ist, oft Meister darin, scheinbar unberührt zu wirken. Wenn sie ernsten Anzeichen dafür gegenübergestellt wird, daß die Situation für sie lebensbedrohend ist, wird sie selten reagieren. Sie weigert sich zu glauben, daß sie durch die Nahrungsverweigerung ihr Leben riskiert, kann aber später erzählen, daß sie glaubt, daß man sie bei der Behandlung nur täuschen wollte (so wie sie selbst die behandelnde Person täuschen wollte). Viele Patientinnen empfinden, daß sie nicht imstande sind, etwas zu fühlen, wenn sie es zum Schluß selbst wünschen. Sie haben ihr eigenes Gefühlsleben und ihre Fähigkeit, Gefühle auszudrücken, fast verhungern lassen und können das erst durch eine Psychotherapie wiedergewinnen oder neu entwickeln.

Sexualität und Zorn

Ziel der Kontrolle ist es, eigene Reaktionen und innere Bedürfnisse zu vermeiden oder zu verdrängen. Für die Patientin ist es unmöglich geworden, den Übergang von der Kindheit mit ungefährlichen sexuellen Gefühlen zu den stärkeren und leicht stimulierbaren sexuellen Impulsen der erwachsenen Frau in den Griff zu bekommen. Alle Gefühle, die mit Sexualität zusammenhängen, müssen verleugnet werden, auch das Bedürfnis nach Nähe und Zärtlichkeit und diffuse erotische Impulse. Die wenigsten magersüchtigen Patientinnen erleben einen Orgasmus oder haben Freude an sexuellen Kontakten.

Diese Frauen wirken oft in der Beziehung selbständig, da viele sich gegenüber den Regeln der Gesellschaft richtig und konform verhalten. Es wirkt fast so, als ob Zorn, Auflehnung und Protest, die einen natürlichen Teil unserer Selbständigkeit bilden, völlig begraben worden sind. Die mangelnde Fähigkeit, Zorn auszudrücken und ihn auf eine natürliche Art zu empfinden, zeigt, daß die scheinbare Sicherheit

Unselbständigkeit (Abhängigkeit) und die mangelnde Fähigkeit verbirgt, innere Signale zu verstehen. In Situationen, in denen die Patientin selbst meint, daß Irritation und Zorn eine angemessene Reaktion wären, wird sie oft Verwirrung und Angst empfinden.

Das scheinbare Fehlen von sexuellen und aggressiven Gefühlen ist für die magersüchtige Patientin charakteristisch, im Gegensatz zur eßsüchtigen Patientin, die mit ihren »aktiven« Symptomen (Eßsucht und Erbrechen) auch gefühlsmäßig beweglicher erscheint.

Auslösende Faktoren

Die meisten magersüchtigen Patientinnen, auch die, die sich ab und zu erbrechen, beginnen mit einer eher passiven Form der Nahrungsverweigerung. Sie hören damit auf, genügend Nahrung zu sich zu nehmen, wie *Bibbi* es tat, als sie sowohl Frühstück als auch zweites Frühstück ausfallen ließ und am Tag nur eine Mahlzeit zu sich nahm. Später kann die Patientin aktiver werden, sich erbrechen und Abführtabletten nehmen. Diese Aktivität entsteht oft als Folge der Reaktion der Umwelt auf die Nahrungsverweigerung.

Viele junge Mädchen, aber auch Jungen reagieren in einer bestimmten Periode stark magersüchtig, gewöhnlich in Verbindung mit einem demütigenden Erlebnis. Wenn sie unreif und unselbständig sind und ein unsicheres Verhältnis zu ihrem eigenen Körper haben, kann diese Art zu reagieren zur Gewohnheit werden – und zu einer Krankheit. Die Symptome – Eßstörung, Gewichtsverlust und eventuelles Erbrechen – können zu einer künstlichen Lösung einer schwierigen Lebenssituation werden, in der die eigentlichen Probleme unverändert fortbestehen. Die direkten Reaktionen der Umgebung können verstärkend auf die Symptome einwirken und dazu beitragen, daß diese zeitweiligen Reaktionen zu einem festen Muster werden.

Zwangsernährung kann z. B. dazu führen, daß das Identitäts- und Kontrollgefühl der Patientin bedroht wird, daß sie noch »schlauer« wird als ihre Umgebung und damit beginnt, die aufgezwungene Mahlzeit wieder zu erbrechen. Oder die Umgebung mißversteht oder ignoriert die Hilflosigkeit, Einsamkeit und Verwirrung der Patientin, so daß sie sich in immer mehr unsinnige Versuche verrennt, um die verlorene

Steuerung wiederzugewinnen. *Ada* verlor die Planmäßigkeit der gewohnten Umgebung, als sie ins Ausland reiste: trotz ihres Alters war sie nicht darauf vorbereitet, ohne diese Struktur auszukommen. Von unbekannten und negativen Gefühlen überwältigt, konkretisierte sie ihre Probleme dahingehend, daß »es etwas mit dem Körper zu tun hat«. Niemand ließ ihr die nötige Unterstützung zukommen und *Adas* falsch verstandene Versuche, die Steuerung über ihre Gefühle wiederzugewinnen, wurden immer intensiver. Als sie vom Ausland nach Hause kam, waren die Eltern nicht imstande, die Probleme zu verstehen, mit denen sie sich abmühte. Wahrscheinlich fühlten sie sich durch das, was sie sahen, sowohl hilflos als auch bedroht, fast in der gleichen Weise wie *Ada* selbst.

Wenn ich die Entwicklung der Eßstörung bei meinen Patientinnen betrachte, wirkt es so, als ob gewisse Situationen sich bei den magersüchtigen Patienten schädlicher ausgewirkt haben als bei den eßsüchtigen. Anders ausgedrückt: Es sieht so aus, als ob in bestimmten Situationen Magersucht zum ersten Mal auftritt, in anderen Eßsucht und Erbrechen. Sehr oft sehen wir, daß Nahrungsverweigerung in Verbindung mit einem Auslandsaufenthalt vorkommt (z. B. bei *Ada*). Der Auslandsaufenthalt ist häufig das erste Mal, daß die Patientin ihre Eltern verläßt und daß Selbständigkeit und Unabhängigkeit gefordert werden.

Symptome der Magersucht scheinen auch mit der Sorge und dem Verantwortungsgefühl dafür zusammenzuhängen, wie es den Eltern oder der Familie geht. Die Sorge erfordert es, daß das Mädchen viel zu Hause ist und es vermeiden muß, sich zu eng an andere Personen und Aktivitäten zu binden, die es von dem zentralen Platz in der Familie weglocken könnten. Es ist eine Art Wächter und Beschützer und läßt sich oft mehr von dem Zustand der Mutter oder der Atmosphäre in der Familie leiten als von seinen eigenen Bedürfnissen. Zu irgendeinem Zeitpunkt entsteht dann ein Ambivalenzkonflikt. Es beschäftigt sich mit Jungen oder bekommt einen Freund und gerät in einen Loyalitätskonflikt zwischen Eltern und Freund. Oder Schwester bzw. Bruder planen, von zu Hause fortzuziehen: die ganze Familie steht vor einer wesentlichen Veränderung. In einer Familie, in der die Gemeinschaft sich darin ausdrückt, daß man das Gleiche fühlt und tut, wird die Loslösung eines Mitgliedes zu Streß und dem Verlangen führen, daß die anderen sich ändern müssen – auch die Eltern, was wieder das Verantwortungsgefühl der Patientin belastet.

Es gibt viele entsprechende Situationen, in denen die Forderung nach Veränderung große Probleme schafft. Die Magersucht wird scheinbar durch solche schwierigen Situationen ausgelöst, besonders dort, wo die Patientin selbst die Eltern verläßt, gefühlsmäßig mit einem Freund oder physisch durch einen Auslandsaufenthalt. Auch andere Situationen, die Selbständigkeit erfordern – z. B. wenn die Patientin von einer Rolle in eine andere schlüpft (bei Heirat, Geburt oder Scheidung) – rufen viele verschiedene Gefühle hervor, die sich aufdrängen und schwer zu kontrollieren sind. Diese können den sichtbaren Störungen vorangehen.

≡ Die eßsüchtige (bulimische) Patientin mit Brechsucht

Diagnose und Behandlung von eßsüchtigen Patienten werden dadurch erschwert, daß das Gewicht annähernd normal ist. Einige sind leicht untergewichtig, manche können ein paar Kilo über dem gewünschten Gewicht liegen. Das Idealgewicht der Patientin, das sie auch selbst als ihr Idealgewicht betrachtet, steht gewöhnlich in einem angemessenen Verhältnis zu ihrem Alter und zu ihrer Größe. Aber sie fühlt sich dick und unförmig, welches Gewicht sie auch immer hat und leidet unverhältnismäßig stark darunter, wenn sie ein Kilo »zuviel hat«. Das Gewicht ist für sie von großer Bedeutung. Die eßsüchtige benutzt das Erbrechen als primäre Kontrollmethode, um ihr Gewicht auf einer angemessenen Höhe zu halten, dieses schwankt jedoch stark. (Die Patientin, die sich ab und zu erbricht, hauptsächlich aber fastet, ist magersüchtig.)

Nicht das Gewicht, sondern das Eßverhalten ist entscheidend, wenn man verstehen will, mit welchen Problemen sich die Patientin abmüht. Es ist schwierig, den Ernst der Situation zu erfassen, wenn die junge Frau, die über Eßstörungen klagt, ihren Beruf meistert, ein relativ zufriedenstellendes Leben mit ihrem Partner führt und ein normales Gewicht hat oder zwei bis drei Kilo darüber oder darunter liegt. Gründliche ärztliche Untersuchungen können fast normale

Ergebnisse zeigen, und eine unregelmäßige Menstruation kann viele Ursachen haben. Die Patientin wird vom Arzt wahrscheinlich damit abgefertigt werden, daß das von selbst vorbeigehen wird. Wenn sie etwas Übergewicht hat, kommt man ihr gewöhnlich mit guten Ratschlägen und gibt ihr einen Diätplan.

Diese Patientinnen erzählen nämlich selten detailliert von ihrer Gewohnheit, zu essen und sich dann zu erbrechen. Sie erwähnen es nicht, weil sie glauben, daß sie das ohne zu große körperliche Beschwerden im Gleichgewicht halten können. Sie kontrollieren das Gewicht durch Erbrechen und oft auch durch Abführmittel. Aber diese Form der Kontrolle hat sowohl schwere psychische als auch physische Konsequenzen und ist ernster und schwerer zu behandeln, je länger der Zustand dauert.

Die eßsüchtige Patientin leidet fast immer unter Schamgefühl und verheimlicht gewöhnlich ihre Beschwerden. Aber im Gegensatz zu Magersüchtigen kann man mit ihr leichter in Kontakt kommen. Wenn man sie ernst nimmt und ihre Eßgewohnheiten aufdeckt, wird das von ihr oft als so peinlich empfunden, daß die Patientin sich nicht traut, zur Behandlung zurückzukommen. Wenn man sich aber vom Normalgewicht der Patientin nicht verwirren läßt, sondern sich ihr vorsichtig nähert und ihr versichert, daß es sich um eine Krankheit und nicht um eine ungezogene Gier handelt, wird sie das oft als Erleichterung empfinden und erzählen können, wie es ihr eigentlich geht.

Von der Magersucht zur Eßsucht

Viele früher magersüchtige Patientinnen werden zu Eßsüchtigen mit Erbrechen. Obwohl das Gewicht dann meist normaler wird, haben sie noch immer eine schwere Eßstörung. Ich meine, daß wir diese Entwicklung auf verschiedene Art verstehen können. Man kann sich vorstellen, daß der Kontrollapparat, der durch langes Fasten, die Weigerung, Gefühle zu zeigen und die Meidung von Kontakten über Gebühr strapaziert wurde, teilweise zusammenbricht und Eßsucht durchläßt. Eine andere Erklärung kann sein, daß Eßsucht eine Versteifung oder chronische Form der Konflikte und Symptome bei Magersucht ist. Die Reaktionen der Umgebung verstärken den Kampf der

Patientin, um über ihren eigenen Körper zu bestimmen, sie gibt scheinbar das Fasten auf. Außerdem muß der Körper etwas Nahrung haben,
um den Kampf fortsetzen zu können. Der Hunger nimmt überhand,
aber ihm nachzugeben und außerdem zuzunehmen, wird als so bedrohlich empfunden, daß das Erbrechen zu einer Notlösung wird – und
allmählich zu einer Gewohnheit. Eine dritte Art der Betrachtung
kommt zu dem Schluß, daß eine gewisse Reifung der Persönlichkeit vor
sich geht; ein sich vorsichtig mehrendes Bewußtwerden der inneren
Bedürfnisse und Gefühle kommt zum Ausdruck. Wir sehen, daß einige
magersüchtige Patientinnen, wenn es beginnt ihnen besser zu gehen,
eine kürzere Periode der Eßsucht durchmachen, während andere viele
Jahre lang eßsüchtig bleiben, ohne es zu schaffen, ihre Eßprobleme zu
lösen.

Forscher und Therapeuten (DALLY, 1969, BRUCH, 1973; BEU-
MONT u. a., 1976; LONG u. a., 1982 und viele andere) sind sich darüber
uneins, ob Magersucht und Eßsucht als die gleiche Krankheit oder als
zwei verschiedene Formen von Eßstörungen zu betrachten sind. Die
meisten meinen jedoch, daß Eßsucht eine Krankheit ist, die schwer zu
behandeln ist und eine schlechte Prognose hat. Nach meiner Ansicht
hängt das auch mit der Langwierigkeit der Eßsucht zusammen. In den
meisten Fällen hält die Patientin Erbrechen und Heißhunger über
lange Zeit im Gleichgewicht, bevor sie zur Behandlung kommt. Viele
früher Magersüchtige sind jahrelang eßsüchtig, ohne daß jemand das
weiß – und ohne daß es ihnen wesentlich besser geht. Diejenigen, die die
Heilungschancen als schlecht beurteilen, scheinen deshalb einen gewissen Beleg für ihre Ansichten zu haben. Es ist erwiesen, daß die Patientinnen um so schwerer gesund werden, je länger sie aktive Eßstörungen
hatten. Deshalb ist es um so wichtiger, diesen Patientinnen rechtzeitig
Verständnis entgegenzubringen und Behandlungsmaßnahmen zu ergreifen.

Kontrolle

Was die Patientin, die sich erbricht, von der magersüchtigen
unterscheidet, ist die Form der Kontrolle. Die Eßsüchtige tut gerade
das, wogegen die Magersüchtige ständig ankämpft und wovor sie Angst
hat: Sie verliert oder ihr entgleitet die Kontrolle über die Nahrungsauf-

nahme, und sie stopft sich voll, bis sie beinahe platzt (und sich deshalb erbricht). Sie kann auch eine kürzere Zeit fasten, um es dann »nicht zu schaffen«. Man kann sagen, daß die Kontrolle mittels Leugnen und eine Impulsflut fungiert. Es »nicht zu schaffen« wird als eine Art von Überschwemmung empfunden, bei der es unmöglich ist, Gefühle und Bedürfnisse zu regulieren oder zu steuern. Die Patientin erzählt, daß sie sich gewöhnlich leer und fern fühlt, wenn sie sich in einem Zimmer für sich allein mit Essen vollstopft, und daß sie dann ein ersehntes Gefühl der Entspannung haben kann. Das Erbrechen ist nicht mit Übelkeit verbunden, sondern wird als unangenehme Notwendigkeit empfunden, auf die Erleichterung und Leere folgen. Auch diese Patientinnen empfinden weder Hunger noch Sattheit, sondern eher eine selbstzerstörerische oder verzweifelte Freude daran, sich erst vollzustopfen und dann das Essen wieder loszuwerden. Sattheit ist unbekannt – statt dessen haben sie das Gefühl, daß der Magen schmerzt und voll ist.

Viele dieser Patientinnen denken daran, sich das Leben zu nehmen. Ihre Selbstverachtung, das Gefühl einer Niederlage und die Scham darüber, nicht akzeptablen Bedürfnissen nachgegeben zu haben, sind stark. Sie sind sich zwar eines Teils ihrer Gefühle bewußt, es fällt ihnen aber schwer, diese zu verarbeiten, zu differenzieren – und zu ertragen.

Scham, Zorn und Depression

Der gefühlsmäßige Zustand wechselt zwischen einer von Minderwertigkeitsgefühlen begleiteten Depression und Schamgefühl, Zorn und Protest. Normalerweise ist sich die Bulimikerin dessen bewußt, daß sie zornig ist, sie empfindet dieses Gefühl aber als überwältigend. Es kann sich dabei um Auflehnung gegen die Eltern handeln, dagegen, daß sie selbständig oder erwachsen sein soll, gegen den Freund oder andere Personen und Situationen. Der Zorn richtet sich auch nach innen und wird zu Scham oder Verzweiflung darüber, nicht zu genügen, nicht tüchtig und tatkräftig genug zu sein.

Weil die Patientin unsicher und vom Rat anderer abhängig ist (wie die Magersüchtige), gerät sie in einen schmerzhaften Ambivalenzkonflikt zwischen der Abhängigkeit und dem Wunsch, behütet zu werden, und dem Bedürfnis, Trotz und Selbständigkeit ausdrücken zu können. Die Eßsucht, der sie immer nur in einem Zimmer für sich allein frönt, hat die Wirkung, daß Gedanken und Gefühle verschwinden. Einige befinden sich fast in einem Trancezustand, in dem jede Selbstkritik unterdrückt wird.

Essen und Erbrechen haben gleichzeitig eine tröstende und strafende Funktion. Die mangelnden Fähigkeiten der Patientin, verschiedene und widerstreitende Impulse zu integrieren, spiegelt sich in diesem sich abwechselnden Muster von Essen und Erbrechen wider.

Trost im Essen zu suchen, ist eigentlich ein natürliches Verhalten, das von guter Wirkung sein kann, wenn das Ziel nicht darin besteht, ein Gefühl zu dämpfen. Wenn man sich selbst dazu zwingt, das Dessert nicht zu essen, bevor man einer unangenehmen Pflicht nachgekommen ist, so hat das die gleiche hilfreiche und regulierende Wirkung. Aber es kann auch in konfliktgeladene und verzerrte Handlungen ausarten, wie z. B. einen Liter Eis in fünf Minuten zu essen oder halb aufgetaute Hamburger direkt aus der Packung in sich hineinzustopfen. Solche Handlungen allein schaffen schon ein Gefühl der Angst, und für viele wird es notwendig, sich zu befreien – sowohl von den erschreckenden Gefühlen als auch von der großen Menge an Nahrung.

Die Patientin kann Meister darin sein, die Nahrung wieder loszuwerden, ohne daß jemand dies bemerkt. Sie kann aber auch überall deutliche Spuren hinterlassen, vielleicht um ihren Zorn auszudrücken, ihre Unabhängigkeit zu beweisen oder wegen ihrer Beschwerden um Hilfe zu bitten.

Auslösende Faktoren

Wo die Eßstörungen zum ersten Mal direkt mit Eßsucht und Erbrechen auftreten oder auf eine kurze Periode mit Nahrungsverweigerung folgen, sieht es – nach meinen Erfahrungen – so aus, als ob der Konflikt, zu Hause bleiben zu müssen, die Krankheit auslöst. Dies steht im Gegensatz zur magersüchtigen Patientin, bei der der Konflikt dadurch entsteht, daß sie ihr Heim verläßt.

Die eßsüchtige Patientin kann das Gefühl haben, daß sie von verschiedenen Erwartungen bedrängt wird; die Regeln und Werte des Freundeskreises kommen mit denen der Eltern in Konflikt. Sie kann und will sich auch nicht von den Wertmaßstäben der Eltern lösen oder von denen der Freunde Abstand nehmen. Oder die Patientin erlebt, daß die Eltern Forderungen an ihre Selbständigkeit stellen, die sie als Ablehnung, Ausstoßung und Kritik empfindet.

Während die Loyalitätsprobleme bei den Familienkonflikten der Magersüchtigen zentraler zu sein scheinen, sieht es so aus, als ob die Eßsüchtige (auch die, die sich nicht erbricht) sich mit Zorn, Abhängigkeit und dem Bedürfnis nach mehr Stütze und Fürsorge abmüht und das auch zum Ausdruck bringt.

Es ist wichtig zu betonen, daß nicht die äußeren auslösenden Situationen eigentliche Ursache für die verschiedenen Eßstörungen sind. Eßstörungen sind äußere Anzeichen eines inneren psychologischen Zustands und eines mehr verborgenen konfliktgeprägten Verhältnisses in der Familie. Dieses Verhältnis besteht, bevor sich die Symptome zeigen und erschwert den Versuch, den Konflikten um die Selbständigkeit und Abhängigkeit auf eine zweckmäßige Art zu begegnen.

≡ Die eßsüchtige (bulimische) Patientin ohne Brechsucht

Adipositas oder Obesitas, wie Fettleibigkeit in der Fachliteratur genannt wird, beschreibt einen äußeren Zustand, sagt aber nichts über das Verhalten oder die Gefühle aus, die das Dasein der vielen Menschen mit starkem Übergewicht prägen. Bulimie dagegen, mit der Bedeutung »Ochsenhunger«, deutet das komplizierte Zusammenspiel von Gewicht, Hunger und Gefühlen an.

Nächtliches Essen und süchtige Eßanfälle

Bei der eßsüchtigen Patientin ohne Brechsucht können wir zwischen zwei typischen Formen des Eßverhaltens unterscheiden, dem

- nächtlichen und dem
- zeitweise ungehemmten Essen (binge eating = süchtige Eßanfälle).

Die nächtliche Esserin wird am Abend und in der Nacht von Heißhunger und von Rastlosigkeit geplagt. Die Patientin hat oft keinen Appetit und Probleme, das Essen am Morgen und vielleicht weit in den Tag hinein hinunterzubekommen. Gegen Abend, gewöhnlich nach einem normalen warmen Mittagessen, nimmt der Hunger zu, und sie ißt große Mengen, vielleicht jede Nacht. Oft gehört Schlaflosigkeit dazu. Manche Patientinnen wachen nach ein paar Stunden auf und essen dann allein in einem Zimmer große Mengen, um danach weiterzuschlafen. Süchtige Eßanfälle können jeden Tag und zu jeder Zeit vorkommen, gewöhnlich treten sie jedoch meist am Nachmittag und Abend auf. Es scheint so, als ob die Impulskontrolle dann schwächer ist als am Vormittag. Bei einigen Patientinnen ist das Eßverhalten davon geprägt, daß sie eher kontinuierlich essen als Eßanfälle bekommen. Aber auch diese essen meist allein, sei es, daß sie allein von Restaurant zu Restaurant gehen, sei es, daß sie allein im Auto essen. Letzteres scheint am häufigsten bei den männlichen Bulimikern vorzukommen, die gewöhnlich bei jedem Schnellimbiß etwas kaufen (wie das Beispiel *Dag* zeigt). Die Nahrung, die sie zu sich nehmen, ist vor allem leichtverdaulich und kalorienreich, z. B. Eis, Schokolade und Kuchen. Andere essen alles, was ihnen unter die Finger kommt, wie wir es bei *Carla* und *Dagny* sahen.

Ein Gefühl der Scham über den Körper und ihr Eßverhalten prägt die meisten Patientinnen dieser Gruppe. Sie wissen eigentlich nicht, wieviel sie essen und können zu der Auffassung kommen, daß es weniger ist als in Wirklichkeit. Das Essen wird nämlich oft von Unaufmerksamkeit und gefühlsmäßiger Ferne begleitet. Auch auf anderen Gebieten unterscheidet die Patientin nicht klar zwischen äußeren Geschehnissen und inneren Gefühlen. Die Einweisung in ein Krankenhaus mit strenger Kontrolle der Nahrungsaufnahme kann die einzige Möglichkeit sein, um herauszufinden, was sie ißt. Während die Patientin mit Eßanfällen im Krankenhaus mehrere Kilo abnehmen kann, ohne ernste psychische Reaktionen zu zeigen, bekommt die nächtliche Esserin oft schwere gefühlsmäßige Störungen, wenn sie an ihren nächtlichen Mahlzeiten gehindert wird.

Die meisten Menschen mit Übergewicht haben viele Schlankheitskuren ausprobiert, aber rasch wieder zugenommen, gewöhnlich mehr Kilos, als sie durch das Abnehmen verloren hatten, und die Frauen haben oft eine unregelmäßige und/oder seltene Menstruation.

Das Bewußtwerden der eigenen Gefühle

Zwischen der Fähigkeit, eigene Gefühle zu identifizieren, die die Patientin als Kind und Jugendliche entwickelt hat, und dem späteren Gewicht besteht ein Zusammenhang. Bei den meisten Eßsüchtigen mit Übergewicht sehen wir – wie bei kleinen Kindern –, daß die Fähigkeit, sich ihrer Gefühle bewußt zu sein, schlecht entwickelt ist. Das zeigt sich unter anderem darin, daß sie nach äußeren Signalen essen und nicht nach den inneren Signalen des Körpers, die Hunger oder ein reelles Nahrungsbedürfnis anzeigen. Die Uhr (die falsch gehen kann) und das Essen, das vor ihnen steht, bedeuten mehr für die Nahrungsmenge, die sie essen, als das bei anderen der Fall ist.

Den Patientinnen fällt es schwer, zwischen verschiedenen Empfindungen zu unterscheiden. Innere Impulse werden oft als unangenehm empfunden, als unerklärliche Unruhe, die durch Nahrung verdrängt oder gelindert werden muß. Die innere psychische Kontrolle ist nicht genug entwickelt, um auf Impulse angemessen zu reagieren; das anormale Eßverhalten wird fast zu einer Krücke der Persönlichkeit. Aber der ständige Kampf um Kontrolle über Verzweiflung, Zorn und Nahrungsbedarf und der Kampf gegen das Übergewicht vermitteln ein konstantes Gefühl der Minderwertigkeit und der Selbstverachtung. Viele haben Selbstmordabsichten und handeln danach. Während magersüchtige Patientinnen seltener Selbstmord begehen (sofern ein Sich-zu-Tode-Hungern nicht als Selbstmord angesehen wird), ist die Selbstmordrate bei Eßsüchtigen mit und ohne Erbrechen höher. Selbstmordversuche stehen in Zusammenhang mit der Tendenz zur Überreaktion oder Impulsen, die nicht genügend verarbeitet worden sind. Für die Patientin ist es schwierig, Zorn, Angst und Kummer auszuhalten. Für manche sind auch sexuelle Impulse problematisch. Die Gefühle müssen verschwinden, und dieses Bedürfnis, sie zu verdrängen, wird zwanghaft.

Während die hyperaktive Magersüchtige joggt und rastlos ist, wirkt die Eßsüchtige mit Übergewicht oft passiv, gesetzt und isoliert. Beide versuchen indessen, ihre Gefühle zu kontrollieren, indem sie sie unterdrücken, die Eßsüchtige, indem sie sie durch Essen verdrängt. Das Essen fungiert aber nicht nur als Verteidigung gegenüber Selbstverachtung, Zorn und Kummer, sondern auch gegenüber Herausforderungen und Freude.

Selbstachtung und das Bild vom eigenen Körper

In unserer Gesellschaft wird das Dicksein verachtet, oder es gilt als lächerlich, und Menschen mit Übergewicht leiden oft unter einem geringen Selbstwertgefühl. Es wird sozusagen erwartet, daß der Dicke freundlich ist und bei der Neckerei und den Späßen über das Gewicht mitmacht – es ist schwer, für Traurigkeit Verständnis zu finden. Aber nicht alle Übergewichtigen haben eine abwertende Haltung gegenüber ihrem eigenen Körper. Die psychisch gesunde Person mit Übergewicht zeigt keine Anzeichen für ein gestörtes Körperbild, obgleich sie unter dem Übergewicht leiden kann. Die Störungen im Bild vom eigenen Körper, die die eßsüchtige Patientin kennzeichnen, sind nicht von der Höhe des Übergewichts abhängig. Die Gewichtsreduktion allein hat wenig Einfluß, und viele werden die Körpergröße auch nach einem Gewichtsverlust noch immer falsch auffassen.

Drei Faktoren werden als wesentlich für die Entwicklung eines gestörten Körperbildes angesehen:

1. Wie alt war die Patientin, als sie begann, Übergewicht zu haben?
2. Unter welchen gefühlsmäßigen Störungen leidet sie?
3. Gab es in den Kinder- und Jugendjahren, als die Persönlichkeit geformt wurde, bei anderen – Lehrern, Eltern usw. – negative und abwertende Haltungen gegenüber dem Übergewicht?

Ein geringes Selbstwertgefühl und Selbstverachtung sind nicht nur das Resultat von Übergewicht. Unsere Selbsteinschätzung ist an die Fähigkeit geknüpft, Gefühle zu meistern, sich innerer Impulse bewußt zu sein und verstehen zu können, was in uns und um uns geschieht.

Die Entwicklung des Übergewichts

Es zeigt sich, daß in Familien, die Kinder mit Übergewicht haben, das Essen eine größere Rolle spielt als bei anderen. Der Eßtisch ist vielleicht der Treffpunkt der Familie, wo Uneinigkeit und Konflikte verborgen werden. Oder die Gemeinschaft und die Gleichheit in der Familie werden durch den Mythos gesichert, daß »alle in unserer Familie groß und kräftig sind«.

Probleme oder ein nicht erwünschtes Kind können bei den Eltern widerstreitende Gefühle hervorrufen. Manche unterdrücken dieses Unbehagen dadurch, daß sie dem Kind viel zu essen geben. Wir sehen auch, daß viele Patientinnen mit Übergewicht aus Familien kommen, in denen Fettleibigkeit und Übergewicht als höchst unpassend und abscheulich angesehen werden. Heißhunger zu haben und dick zu sein, werden zu einer konkreten Art des Protestes. Das Zusammenspiel von Patientin und Eltern oder Ehemann kann auch dazu beitragen, die mit Übergewicht verbundene Eßsucht als eine notwendige Reaktion zu verstärken. Das Kind mit Übergewicht gerät noch mehr als der Erwachsene mit Übergewicht in einen Teufelskreis. Es wird gewöhnlich isoliert, ist passiv und unglücklich und tröstet sich oder wird von anderen mit Essen getröstet. Aber längst nicht alle übergewichtigen Eßsüchtigen hatten schon als Kind Übergewicht. (Auch zwischen Magersucht und dem Gewicht in der Kindheit sehen wir keinen Zusammenhang.)

Viele Eßsüchtige mit Übergewicht haben große Anpassungsschwierigkeiten. Es ist schwer, ihnen zu helfen. Diese Erfahrung machen die Patientinnen selbst, die Ärzte und die vielen Experten für Schlankheitskuren laufend. Um ein gutes Behandlungsergebnis möglich zu machen, ist es nötig, nicht nur das Eßverhalten der Patientin, sondern auch ihr Leben und ihre Umgebung zu studieren. Um zu einer

Änderung der Eßgewohnheiten und des Gewichts zu verhelfen, ist eine Änderung des Gefühlslebens notwendig, und diese gelingt am besten, wenn man den Weg der psychologischen Behandlung wählt, entweder der ganzen Familie oder die individuelle der Patientin.

Wenn man sich unsicher fühlt, klammert man sich meist an eine bekannte Situation, an den Status quo; so auch die geplagte Patientin und ihre Familie. Sie versuchen, eine Veränderung zu vermeiden; das Unbekannte und Herausfordernde wirkt gefährlich, und Konflikte werden gewöhnlich geleugnet. Die Patientin und ihre Mutter sind oft voneinander abhängig, und viele Probleme sowie Entbehrung und Zorn kommen daher, daß man sich selbst behauptet, selbständig ist und sich nahe und intim ist.

»Meine Mutter wußte immer, wie es mir ging und was ich wollte, als ich es selbst nicht wußte«, sagte eine Patientin, in deren Stimme sowohl Sehnsucht als auch Wut klingen. Während man bei der magersüchtigen und der dünnen eßsüchtigen Patientin oft einen scheinbaren Zusammenhang zwischen einem wichtigen äußeren Ereignis und dem Auftreten der Symptome erkennen kann, ist es bei der Eßsüchtigen mit Übergewicht schwieriger, ein entsprechendes Startsignal zu finden.

Besserung

Charakteristisch für Eßstörungen ist, daß sie sich mit der Zeit verstärken. Das erste Ziel der Behandlung muß sein, den Teufelskreis zu durchbrechen und das unfreiwillig selbstzerstörerische Verhalten zu stoppen, ob es nun um Fasten, Erbrechen oder Heißhunger geht.

Die gemeinsamen Merkmale bei den verschiedenen Eßstörungen sagen uns, was behandelt werden soll, wie die Behandlung erfolgen sollte und welche Veränderungen ein Zeichen für eine reelle Besserung sind. Die Kriterien für eine Besserung sind ebenso wichtig wie die Anzeichen der Krankheit, aber leider ist es nicht so, daß es genügt, die Anzeichen der Krankheit zu beseitigen, um die Patientin zu heilen.

Dennoch ging die Tendenz bei der Behandlung von schweren Eßstörungen dahin, Besserung mit Symptomfreiheit gleichzusetzen. Man änderte das anormale Gewicht und behauptete, die Patientin sei gesund. Wir wissen aber, daß die Eßsüchtige mit Übergewicht, unmittelbar nachdem sie einige Kilo verloren hat, wieder zunimmt. Die magersüchtige Patientin verliert die Kilos wieder, die sie im Krankenhaus zugenommen hat. Viele ersetzen das Fasten durch Eßsucht mit Erbrechen. Der sich erbrechenden Patientin und derjenigen, die »wie eine Ziehharmonika abnimmt«, geht es scheinbar etwas besser, wenn sie eine Zeitlang ein normales Gewicht halten können, aber sie führen ein unglückliches Leben mit starken physischen und psychischen Belastungen.

Wirkliche Besserung bedeutet eine Erleichterung der Beschwerden und eine Veränderung sowohl auf der inneren als auch auf der äußeren Ebene.

Die Veränderung muß von der Situation der Patientin unabhängig sein. Sie muß ihren Aktionsradius erweitern, an einem annähernd normalen Leben teilnehmen und einige der Lebenskrisen durchstehen können, die alle Menschen durchmachen müssen, ohne schwere oder lang andauernde Rückfälle zu bekommen. Unter Lebenskrisen verstehe ich Situationen wie: in einem Examen durchzufallen, einen Freund zu verlieren, Streit mit den Eltern, Ungerechtigkeit im Beruf, Todesfälle in der Familie und anderes. Lebenskrisen umfassen z. B.

auch Herausforderungen wie die Beförderung im Beruf, Kinder zu bekommen oder mit einem Partner zusammenzuziehen.

Die Besserung muß auch dauerhaft sein. Die Patientinnen brauchen einige Jahre, um ihr Leben selbständig einrichten zu können und Übung darin zu bekommen, nicht den früheren Teufelskreisen wieder zu verfallen. Untersuchungen bei Patientinnen, die mit ihrer Behandlung fertig sind, zeigen, daß vier Jahre als Minimum nötig sind, bevor man feststellen kann, daß die Besserung stabil ist.

Wenn wir die komplizierten und umfassenden Störungen kennen, die wesentliche Teile des Krankheitsbildes ausmachen, sehen wir, daß viele der Nachuntersuchungen, die angestellt worden sind, ungenügend sind. (Sie wurden von Autoren wie ROWLAND, 1970; THOMÄ, 1967; SCHWARTZ u. THOMPSON, 1979 erwähnt.) Die Forscher fragten die frühere Patientin, was sie wiege, ob sie die Menstruation habe und ob sie zufrieden sei. Gut angepaßt – was ist das? Ist das Gewicht entscheidend? Die Patientin gibt vielleicht vage Antworten. Dennoch ist es wichtig zu wissen, was frühere Patientinnen als Besserung auffassen und was sie hinterher als gute Behandlung betrachten. Die Besserung muß sich an folgenden Merkmalen ablesen lassen, die, wie wir gesehen haben, gemeinsame Charakteristika bei den Eßstörungen sind.

≡ Das Meistern von Situationen und Kontrolle

Die Patientin sollte ein wachsendes Gefühl dafür haben, daß sie sowohl ihre Gefühle als auch ihre Handlungen steuert. Das bedeutet nicht, daß das Gefühl, überwältigt oder ängstlich zu sein, nicht mehr vorhanden ist. Aber sie schafft es, sich zusammenzunehmen, ohne zu den früheren Alles-oder-Nichts-Mechanismen Zuflucht zu nehmen (»Wenn ich das Examen nicht schaffe, ist alles verloren, und ich bin total wertlos«.)

Besserung bedeutet, eine relativ flexible Kontrolle zu besitzen, die eine Niederlage oder einen »Ausrutscher« verträgt, ohne daß sie einem völlig entgleitet. Die früher eßsüchtige Patientin wird ihren Heißhunger in einem Eßanfall stillen können, ohne sich zu erbrechen oder die nächsten fünf Mahlzeiten ausfallen lassen zu müssen. Die Patientin, die früher Übergewicht hatte, wird es ertragen, sich gedemütigt und verlassen zu fühlen, ohne dieses unbehagliche Gefühl mit Essen verdrängen zu müssen. Die Kontrolle ist dann so flexibel geworden, daß sie eine Variation verträgt, und die Patientin kann es ertragen, mehrere ihrer Gefühle zu spüren.

Fallbeispiel 1: Herausforderung durch Gefühle

Die 20jährige *Elise* war früher eine typisch magersüchtige Patientin. Vor zwei Jahren war sie mit der Behandlung fertig und besucht jetzt die Volkshochschule. Ihre engsten Freundinnen beginnen sofort abzunehmen, sobald sie einige Kilo zugenommen haben, und der Druck auf *Elise*, im Schlankheitsclub mitzumachen, ist groß. Sie möchte gern solidarisch sein, hat aber Angst vor ihren eigenen Gefühlen (»Jetzt werde ich es ihnen zeigen, daß ich am besten abnehmen kann«) und weil sie viel von ihrem früheren Verhalten bei einer der Freundinnen (*Kari*) wiedererkennt.

Elise führte einen inneren Kampf zwischen früheren zwanghaften und von Wettbewerb geprägten Haltungen, dem Drang, auf Nahrung völlig zu verzichten und dem Wunsch, die Situation flexibler und weniger extrem zu meistern. Sie entschloß sich dann, dem Club beizutreten ohne abzunehmen, erzählte den anderen aber etwas über ihre eigenen Erfahrungen. Sie stand unter einem großen gefühlsmäßigen Druck, als sie ihren früheren Speiseplan hervorholte, nach dem sie während der zwei Jahre dauernden Behandlung gegessen hatte, und erklärte dann den Freundinnen Symptome, seltsame Ideen und die Behandlung.

Als *Elise* in ihren eigenen Augen einen entscheidenden Sieg errungen hatte und fühlte, daß sie eine neue und schwere Herausforderung gemeistert hatte, half sie zweifellos gleichzeitig *Kari*, indem sie ihr zeigte, wie sie es mit dem Essen gehandhabt hatte, und auf einige Gefühle hinwies, die mit im Spiel waren. Wie *Elise* sagte: »Es sind ja nicht die zwei bis drei Kilo, auf die es eigentlich ankommt, sondern darauf, daß du fühlst, daß du etwas erreichst, ohne die Beherrschung zu verlieren.«

Die 19jährige *Kari* wohnte zum ersten Mal entfernt von zu Hause. Sie war auf die Volkshochschule geschickt worden, um über eine gelöste Verlobung hinwegzukommen. In ihrem heimischen Milieu, zu dem unter anderem ihr Verlobter gehört hatte, war sie für ihr Aussehen und ihren Erfolg bekannt. Jetzt fühlte sie sich wertlos und häßlich.

Die Freundinnen an der Schule kümmerten sich so gut es ging um sie, trösteten sie und versorgten sie, indem sie ihr Essen und Trinken ans Bett brachten.

Kari, die einige Kilo zunahm, fühlte sich ständig als Versager und niedergeschlagen. Plötzlich kam ihr die Idee, daß der Grund ihrer Traurigkeit darin zu suchen sei, daß sie von den Jungen abgewiesen werde, weil sie zu dick sei. Gefühlsmäßige Reaktionen und Ereignisse gerieten bei ihr durcheinander. Sie dachte sich, daß alles besser würde, wenn sie die Schlankste von allen werden könnte.

Anstatt abzunehmen, um drei Kilo weniger zu wiegen, wollte *Kari* eine neue Person werden. Sie wollte ihre Identität und ihre Gefühle durch das Schlankwerden verändern, das bald verbissen und zwanghaft wurde. *Elise*, die eine der Freundinnen war, hatte nicht zugenommen, weil sie wußte, daß es für sie besonders schwierig sein würde, wenn sich ihr Gewicht erhöhte. Sie aß weniger Pizza und trank weniger Kakao als die anderen und schaute ab und zu auf ihren Speiseplan. Sie half *Kari* und sich selbst, indem sie den Zusammenhang zwischen den unterschiedlichen Gefühlen und dem fanatischen Schlankwerden deutlich machte. *Karis* Eßstörung wurde nur zu einer zeitweiligen Reaktion; sie schaffte es, ihre Versuche aufzugeben, die Traurigkeit zu etwas Konkretem und Materiellem zu machen – zu etwas, was mit dem Körper zu tun hat. Durch Gespräche mit einem Psychologen wurde ihr geholfen, mit den schwierigen Gefühlen, gedemütigt zu sein und einen festen Halt verloren zu haben, fertig zu werden.

Was *Elise* bei ihrer eigenen Reaktion als erschreckend beschrieb – daß sie allein beweisen wollte, daß sie am besten abnehmen konnte – ist eine andere Seite des besonderen Merkmals, das wir »Meistern von Situationen« nennen. *Elise* hatte das Gefühl, daß sie ein Weltmeister in der Kontrolle werden könnte, sie könnte alles kontrollieren und deshalb jeden Wettbewerb im Schlankwerden gewinnen. Dieses übertriebene, allesumfassende Gefühl, die Kontrolle zu haben, ist die andere Seite des Gefühls der Unzulänglichkeit. Das Selbstgefühl hat zweifellos zugenommen, aber die Patientin muß es ständig durch neue Herausforderungen und Aufgaben bestätigen. Dieser innere Zwang, Aufgaben meistern zu müssen, fällt oft mit entsprechenden Erwartungen anderer zusammen, die dann von dem Meistern der Situationen durch die Patientin abhängig werden. Zum Beispiel werden Eltern, die ihre eigenen Ehekonflikte dadurch vermieden haben, daß sie sich auf ihre kranke Tochter konzentrierten, eine besondere Abhängigkeit von dieser entwickelt haben. Ihre Abhängigkeit wird auf die Probe gestellt, wenn die Tochter selbständiger wird und sich die Eßstörungen deshalb verringern. Das Beispiel *Kirsti* zeigt dies.

Fallbeispiel 2: Eheprobleme

Als *Kirsti* eine Patientin mit Eßsucht-Symptomen war, erschien ihre Mutter als tatkräftig und selbständig. Sie verwandte viel Zeit und Kräfte darauf, der Tochter zu helfen, las über Eßstörungen nach und orientierte sich über die verschiedenen Behandlungsmöglichkeiten. Sie hatte wenig Zeit, um sich um die beiden gut angepaßten Söhne zu kümmern oder sich über zeitweilige Treulosigkeit des Mannes Sorgen zu machen.

Als *Kirsti* in Behandlung kam, war der Arzt erstaunt über das enge Verhältnis von ihr und ihrer Mutter. Eine ambulante Behandlung führte zu keinem Ergebnis, und der Arzt empfahl die Einweisung in ein Krankenhaus. Während die Mutter gesagt und gezeigt hatte, daß sie alles tun wollte, um der Tochter zu helfen, war der Arzt jetzt von dem starken Widerstand überrascht, den die Mutter gegen die Einweisung leistete.

Nach der Behandlung in einem psychiatrischen Krankenhaus, die ein halbes Jahr dauerte, ging es *Kirsti* besser, sie ging wieder zur Schule und nahm Kontakt mit Freunden auf. Sie hatte eine verhältnismäßig gute Kontrolle über ihre Eßanfälle, ihr Erbrechen und zeitweilige Perioden des Fastens und lernte sich selbst besser kennen. Parallel zu *Kirstis* Besserung waren die Eheprobleme ihrer Eltern zum Vorschein gekommen, sie stritten, und die Mutter war deutlich deprimiert. Sie zeigte eine Hilflosigkeit und Unsicherheit, die schwer mit der sicheren Aktivität zu vereinbaren waren, die sie früher bei *Kirstis*

Krankheit an den Tag gelegt hatte. Die Mutter wünschte, daß *Kirsti* ihr helfen und bei dem Ehestreit ihre Partei ergreifen sollte.

Für *Kirsti* war es schwer zu wissen, was sie tun sollte und was man vernünftigerweise von ihr erwarten konnte. Einerseits glaubte sie, daß sie die einzige sei, die die Ehe der Eltern kitten könnte und davon am meisten verstehe. Andererseits harmonierte dieses Gefühl nicht mit ihrem Gedanken, selbständig zu werden und sich nicht in das Privatleben ihrer Eltern einzumischen.

≡ Das Bild vom eigenen Körper

Neben der Normalisierung und Stabilisierung des Gewichts ist die Veränderung des Gefühls für den Körper und des Verhältnisses zum eigenen Körper das wichtigste und sicherste Zeichen einer Besserung. Störungen im Bild vom eigenen Körper werden als Ursache und Ergebnis des gestörten Eßverhaltens betrachtet. Der Patientin fehlt die Fähigkeit, sich so zu sehen wie sie ist, ihr fehlt eine stabile Auffassung vom Körper. Sie hat ein konkretes Empfinden, daß der Körper ein unkontrollierbarer Feind oder ein schlechter Teil von ihr ist.

Viele magersüchtige Patientinnen lernen unter dem Druck ihrer Umgebung nicht zu sagen, daß sie zu dick sind, so wie die Eltern und die sie behandelnden Personen sich oft in erstaunlicher Weise anpassen, indem sie »sehen«, daß die spindeldürre Patientin normal schlank ist. Das gestörte Bild, das sich die Patientin mit Übergewicht von sich selbst macht, wird von einer falschen Vorstellung und einem nicht stabilen Gefühl für den Körper geprägt. Das Gefühl für den Körper hält sich nicht an die Wirklichkeit, und Messungen zeigen, daß sich eine Patientin, die z. B. zehn Kilo verloren hat, entweder als genau so dick wie früher oder als wesentlich dünner empfindet, als sie wirklich ist. Solche Auffassungen vom Körper wirken sich auch störend auf ihre Pläne aus, schlanker zu werden. Die Erfahrungen zeigen, daß in der Regel eine Psychotherapie nötig ist, um gegen die Störungen im Bild vom eigenen Körper anzugehen, bevor Abnehmen oder eine Regulierung des Essens zu einem guten und dauerhaften Ergebnis führen können.

Das Bild vom eigenen Körper läßt sich schwer ändern. Es gehört zu den wichtigsten Seiten beim Selbstwertgefühl des Menschen und ist deshalb auch bei der psychologischen Behandlung ganz wesentlich. Ein Zeichen der Besserung ist, wenn die Patientin erlebt, daß das innere Bild, das sie sich von ihrem Körper gemacht hat, anders ist als der Körper, den sie vor sich sieht. Ein anderes Zeichen der Besserung ist, wenn der Körper als stabil erlebt wird und die körperlichen Empfindungen so definiert werden können wie sie sind – hormonelle Veränderungen vor der Menstruation, ein aufgeblähter Bauch, nachdem man etwas Spezielles gegessen hat und andere Empfindungen, die nicht bedeuten, daß der Körper sich selbst verändert hat.

Ziel der Behandlung ist es, das Bild, das sich die Patientin vom eigenen Körper macht, so zu ändern, daß sie zwischen inneren und äußeren Zeichen, d. h. Gefühlen und Gewicht, unterscheiden kann. Der Patientin geht es besser, wenn sie unterscheiden kann, ob sie sich dick fühlt oder ob sie dick ist, wenn sie sich im Sommer nicht mehr in weiten Pullovern verstecken oder den Gürtel ins engste Loch schnallen muß, um sich sicher zu fühlen. Besserung ist es, wenn sie weiß, daß sie – auch – Körper ist.

Viel deutet darauf hin, daß Patientinnen, die früher magersüchtig oder eßsüchtig waren, noch lange, nachdem die manifesten Eßstörungen verschwunden sind, ein gestörtes Bild vom eigenen Körper haben. Die verschiedenen Signale des Körpers verstehen zu lernen, erfordert jahrelanges Training und ein Vertrauensverhältnis zu jemand anderem, der einem helfen kann, die inneren Signale zu deuten und gleichzeitig an den äußeren Signalen festzuhalten.

Bei der Behandlung sehen wir es als ein beginnendes Zeichen der Besserung an, wenn sich die Patientin auf das Gewicht verläßt, das gemeinsam mit ihr in der Behandlung als normal festgelegt wurde, und an diesem festhält. Sie muß sich sehr bemühen, um dieses Gewicht mit Hilfe von äußeren Signalen (essen nach einem detaillierten Speiseplan zu festen Zeiten) allmählich zu erreichen, und sich äußerer Signale bedienen, damit der Körper genug bekommt, weder zu viel noch zu wenig, da die inneren Signale noch lang diffus und unsicher sein werden. Hunger oder Sattheit empfinden zu können, ist selbstverständlich das endgültige Ziel der Besserung, aber es ist schon viel erreicht, wenn man weiß, daß man hungrig oder satt ist, obwohl man das Gefühl nicht völlig wiedererkennt.

Ein weiteres wichtiges Zeichen der Besserung ist es, wenn sich die Patientin weniger intensiv mit ihrem Können beschäftigt und andere Interessen bekommt – Freunde, Schule, Beruf, vielleicht Lesen oder Musik – und die Menstruation zurückbekommt bzw. regelmäßiger wird.

Die Menstruation ist von vielen verschiedenen Faktoren abhängig, nicht zuletzt von einer gefühlsmäßigen Balance und einem stabilen Gewicht und wird erst nach mehreren Jahren regelmäßig. Eine unregelmäßige Menstruation kann auch das erste Anzeichen für einen Rückfall bei früher magersüchtigen Patientinnen sein und diesen selbst als Warnsignal dienen.

≡ Selbständigkeit und Nähe

Wenn die Patientin eine flexible Kontrolle und das Meistern von Situationen gelernt hat, sich das Bild vom eigenen Körper geändert und das Gewicht reguliert hat, kommt als drittes Zeichen einer Besserung hinzu, daß sie engen Kontakt und Vertrauen zu anderen haben und gleichzeitig fühlen kann, daß sie sich abgrenzt und ihre Selbständigkeit bewahrt. Sie muß ihren Wunsch nach Nähe und Zärtlichkeit empfinden und ertragen können, auch wenn dieser nicht immer zufriedengestellt werden kann.

Das starke Bedürfnis der Patientin, ihre Gedanken und Gefühle für sich zu behalten, hat seinen Ursprung in einem unsicheren Identitätsgefühl. Aber Geheimhaltung und Leugnen schaffen Verwirrung und Abstand zu anderen. Die meisten Patientinnen fühlen sich zu Recht einsam und unverstanden. Sie sind auf Distanz zu anderen Leuten bedacht und befürchten, daß ihre Geheimnisse unfreiwillig gelüftet werden, wenn ihnen jemand zu nahe kommt. Dennoch kann der Mangel an Kontakt schmerzlich sein.

Oft sind eine beginnende Offenheit und anhaltendes Vertrauen zu der behandelnden Person, sei es der Schularzt oder der Psychotherapeut, ein Zeichen der Besserung. Für die Magersüchtige kann es ein

Anfang sein, wenn sie Traurigkeit und Besorgnis über ihre eigenen seltsamen Eßgewohnheiten einräumt. Für die Eßsüchtige ist das beschämende Gefühl, sich selbst zu entlarven, oft unangenehm, und es ist ein Zeichen der Besserung, wenn sie es wagt, zum Arzt zurückzukommen und zu den peinlichen Dingen zu stehen, die sie spontan erzählt hat.

Wir sehen einen Zusammenhang zwischen der Verweigerung des Essens, das als Niederlage betrachtet wird, und der Angst vor Kontakt, der als eine gefährliche Schwäche empfunden wird. Es besteht auch ein Zusammenhang zwischen der Tendenz, sich zu erbrechen, und dem Bedürfnis, alles loszuwerden, was man auf dem Herzen hat. Die Eßsüchtige kann dies als ein Zeichen für Willensschwäche empfinden, auch weil sie sich hinterher leer und isoliert fühlen kann und sich ihrer Gefühle nicht mehr bewußt ist.

Voraussetzung für eine dauerhafte Besserung ist, daß die Patientin sich sozial etabliert und an die Entwicklung anknüpft, die durch Isolation und Krankheit unterbrochen wurde. Sich anderen Menschen gegenüber normal zu verhalten, seien es ein Partner oder Freunde, und in verschiedener Hinsicht sozial aktiv zu werden, ohne jemanden abzuweisen oder sich abgewiesen zu fühlen und nicht in einen lähmenden Loyalitätskonflikt zu geraten, ist nicht nur ein Zeichen der Besserung, sondern ein wesentlicher Inhalt unseres Daseins. Bei mehreren Krankengeschichten fallen die Veränderungen im sozialen Milieu der Patientin scheinbar mit einer Veränderung der Eßgewohnheiten zusammen. Die erneute Herstellung von sozialen Kontakten wird zu einem Teil des Besserungsprozesses. Schwere Eßstörungen müssen als teilweise vorhandene Entwicklungsstörungen betrachtet werden. Besserung bedeutet, einen Reifungsprozeß oder eine Entwicklung wiederaufzunehmen, deren Richtung und Ziel individuell sind und von der Patientin selbst unterwegs festgelegt werden müssen.

Allgemeine Behandlungsprinzipien

Wir wissen, daß Patientinnen mit Eßstörungen gemeinsame Charakterzüge haben. Es ist jedoch zu betonen, daß jedes Individuum einzigartig ist und daß auch gemeinsame Probleme verschiedenartig sein können. Die Persönlichkeit der Patientinnen wird oft von den gemeinsamen Merkmalen einer Krankheit überschattet, und das Ziel der Behandlung soll sein, die Merkmale der Krankheit beiseite zu schieben, so daß das Individuum seine Entwicklung auf dem persönlichen und sozialen Gebiet wiederaufnehmen kann.

Die Behandlung hat darauf Rücksicht zu nehmen, welche Kontrollprobleme die Patientin hat, und sie muß auf den Gefühlen und Impulsen aufbauen, deren sich die Patientin bewußt ist und zu denen sie sich zu bekennen wagt. Die einzelnen Behandlungsprogramme werden verschieden ausfallen, da sie unter anderem von der Persönlichkeit und dem Alter der Patientin abhängig sind.

Eine gute Behandlung beginnt oft damit, daß man Fallen und schwere Fehler vermeidet, die dazu beitragen können, die Hoffnungslosigkeit und das Mißtrauen der Patientin dahin gehend zu verstärken, daß andere eigentlich nicht helfen können.

≡ Frühzeitige Behandlung

Bei der Behandlung erschrickt man oft über das Gewicht oder das anormale Eßverhalten. Wenn sich die Patientin in einer schlechten physischen Verfassung befindet, ist zunächst eine Behandlung des Körpers erforderlich. Ein schneller und plötzlicher Gewichtsverlust ist sehr ernst und erfordert ein aktives Eingreifen, gewöhnlich mit einer Einweisung ins Krankenhaus. Ein größerer, aber langsamer Gewichtsverlust, bei dem der Körper Zeit für eine gewisse Anpassung gehabt hat, ist physisch gesehen vielleicht weniger ernst, erfordert aber immer noch eine Behandlung. Eine aktive Behandlung und eine Einweisung ins Krankenhaus können schwierig sein, weil magersüchtige Patientinnen sich oft weigern, sich behandeln zu lassen. Ab und zu kann sich auch die Familie gegen eine Behandlung der Patientin sträuben, und die Krankenschwester, der Lehrer oder der Arzt, die den Ernst der Lage sehen, befinden sich in einer sehr schwierigen Situation.

Bevor man mit einer psychotherapeutischen Behandlung beginnt, muß primär durch gründliche Untersuchungen eine physische Krankheit ausgeschlossen sein. In der Regel wird eine Patientin mit einer physischen Krankheit über den Gewichtsverlust klagen, etwas, was weder die Magersüchtige noch die Eßsüchtige tut. Die physisch Kranke wird selten die auffälligen Eßgewohnheiten haben, die man bei Patientinnen mit Eßstörungen beobachten kann. Gründliche ärztliche Untersuchungen und die Beobachtung des Eßverhaltens müssen der erste Schritt bei der Behandlung sein, auch bei der Bulimikerin mit Übergewicht, die sich über das Gewicht beklagt und sich über ihre Eßgewohnheiten ausschweigt oder unklar ist.

Oft wird die Behandlung ausgesetzt, weil man sich vom Erfolg der Patientin im Beruf oder in der Schule blenden läßt. Nicht selten wird in der Behandlung unterstrichen, daß die Patientin sehr gut aussieht und sehr gepflegt ist. Es wirkt so, als ob das Aussehen der Patientin, die so schlank wie ein Modell ist, so mit den sozialen Idealen übereinstimmt, daß es auch dem Therapeuten nicht gelingt, die Person, die in dem Körper steckt, zu sehen, und er deshalb weder sie noch ihre Beschwerden ernst nimmt. In der gleichen Weise können die Beschwerden der Eßsüchtigen mit Übergewicht bagatellisiert werden (»Das ist nur deshalb so, weil Sie so viel Übergewicht haben!«)

Der Hausarzt ist möglicherweise dagegen, die Patientin an den Psychologen oder Psychiater zu überweisen, die »sich einmischen und Familienkonflikte ans Licht zerren«. Das Zuhause wird oft als »völlig normal« oder als »über dem Durchschnitt« bezeichnet und die Patientin hat »nur« Eßstörungen und ist deshalb ein störendes Element. Ein solcher Schutz führt unweigerlich sowohl bei der Patientin als auch bei der Familie zu größeren Leiden.

Als wichtigster Faktor für eine erfolgreiche Behandlung hat sich eine frühzeitige Behandlung erwiesen, und dazu ist es nötig, sich ein Bild davon zu machen, wie es der Patientin – und der Familie – hinter der schönen Fassade geht. Je länger die Patientin ihre Probleme mit sich herumträgt, desto schwieriger ist die Behandlung, welche Behandlungsform auch immer angewendet wird.

Ungeschickte Reaktionen aus der Umgebung können dazu beitragen, daß die Patientin ihre Aktivität steigert, um an ihrem eigentümlichen Eßverhalten festzuhalten. Gemeinsam lassen sie und die Familie sich unfreiwillig auf ein Spiel ein, das die Symptome ständig verstärkt. Wenn man Eßsucht dadurch abwehren will, daß man Übergewicht lächerlich macht, kann dies leicht zu Unsicherheit, Isolation – und Übergewicht führen. Wenn man das Gefühl des Versagens und der Verwirrung bei der Patientin unterschätzt, kann dies dazu führen, daß sie sich noch mehr zurückzieht und versucht, dadurch erfolgreicher zu werden, daß sie schlank wird.

Die Konzentration auf das Gewicht der Patientin trägt dazu bei, die konkrete Denkweise und die Beschäftigung mit dem Körper zu verstärken.

≡ Die Legitimität von Gefühlen

Die Behandlung muß sich gegen das Meistern von Situationen und die Kontrolle richten. Die Patientin leidet an einer speziellen Form der Störung in ihrer Fähigkeit, Gefühle, Handlungen und das Verhältnis zu anderen Menschen zu meistern. Nicht selten hat auch die Familie Probleme im Meistern von Situationen. Ihre Mitglieder können hilflos und zornig sein und ihre Lebensgewohnheiten von der zwanghaften Kontrolle der Patientin beherrschen lassen; auf unterschiedliche Weise sind alle Mitglieder in die Eßstörungen einbezogen. Die Behandlung zielt darauf ab, der Patientin zu helfen, sich ihrer Gefühle bewußt zu werden, die inneren Signale aufzufassen und deuten zu lernen und zwischen eigenen Gefühlen und dem zu unterscheiden, was in Wirklichkeit die Auffassung der Patientin von den Erwartungen anderer ist.

Um über sich selbst verfügen zu können, muß man das mit Worten ausdrücken können, was man fühlt. Die Patientin muß Gefühle und konkrete Ereignisse erleben, durchdenken und sortieren. Durch die Zusammenarbeit mit einem Psychotherapeuten, die dies berücksichtigt, kann sie ihre Gefühle nach und nach als legitim auffassen: sie besitzt ihre Gedanken, ihre Gefühle und ihren Körper und hat ein Recht darauf. Allmählich lernt sie verschiedene gefühlsmäßige Reaktionen in unterschiedlichen Situationen wiederzuerkennen. Die Behandlung erfolgt am besten, während sie in normalen Verhältnissen lebt, aber nicht notwendigerweise in ihren üblichen sozialen Situation. Es ist wichtig, daß sie Kontakt mit anderen Menschen hat, arbeitet oder zur Schule geht und sich mit Alltagsproblemen beschäftigt, wie die Finanzen in Ordnung bringen, einzukaufen, zu kochen und ihre Zeit einzuteilen.

Ein wichtiger Teil der Behandlung ist es, Differenzierung und Flexibilität zu üben, um dem Zwanghaften bei der Kontrolle entgegenzuarbeiten. Von einem Speiseplan abzuweichen oder bei einer Mahlzeit zu viel oder zu wenig zu essen, ist eine normale Variation, auch für eine eßsüchtige Patientin mit Übergewicht oder eine magere Magersüchtige. Das Ziel ist, von dem dominierenden Prinzip des »Alles oder Nichts« wegzukommen, zu erkennen, daß ein Impuls etwas ausdrückt und kein Befehl ist. Die Patientin soll ein diffuses Gefühl des Unbehagens, der Unruhe, des Saugens im Magen oder der Einsamkeit lang genug ertragen, damit sie erkennen kann, was ihr das Gefühl vermitteln will. Sie besitzt und formt es und muß verstehen lernen, was das diffuse Gefühl ausdrückt und was es bewirkt. Sie muß lernen, Gefühle anders als früher zu meistern und sich ihnen gegenüber anders als früher zu verhalten. Es nützt auf die Dauer nichts, sich darum zu drücken; das wissen alle Patientinnen, die versucht haben, ihre Gefühle zu verdrängen, weil sie sie als bedingungslose Forderung und Gebot zum Handeln empfunden haben.

≡ Konkrete und abstrakte Denkweise

Die Patientin begegnet Gefühlen konkret mit Handlungen, nicht mit Worten. Um Gefühle zu meistern, benutzt sie nur den Körper. Entweder sitzt sie unbeweglich da und ißt die ganze Zeit oder sie ist ununterbrochen in Bewegung. Sie erlebt den Körper nicht als Teil ihrer selbst, sondern so, als ob er ein Feind wäre – einer, der sie im Stich läßt, sie täuscht und ihr schaden will.

Dieses Bild von Körper und Seele als zwei getrennten Dingen zeigt eine materialistische und konkrete Denkweise. Diese bildet die Grundlage für die Problemlösungen der Patientin. Unbehagen und das Gefühl der Wertlosigkeit, Zorn und Unruhe werden dahin gehend übersetzt, daß sie ihren Körper oder ihr Aussehen verändern muß. Sie spürt, daß sie gefühlsmäßige Reaktionen nur dadurch meistern kann, wenn sie eine totale Beherrschung über den Körper hat. Der kleinste Riß in dieser absoluten Steuerung ist Unvollkommenheit. Anstatt Herausforderung zu einer weiteren Entwicklung zu sein, werden Variationen in den Reaktionen zum Ausdruck für Versagen.

Die Behandlung zielt darauf ab, die Reifung zu stimulieren. Reifung bedeutet, differenzierter und abstrakter denken zu lernen und die Fähigkeit zu entwickeln, mit Worten auszudrücken, was man fühlt, auch die verwirrenden und widerstreitenden Gefühle. Abstrakt denken zu können, heißt auch, verallgemeinern zu können, etwas aus einer Situation zu lernen, was man in einer anderen Situation gebrauchen kann. Trotz ihres erfolgreichen Äußeren ist die Patientin in ungewohnten sozialen Situationen oft erstaunlich unsicher und unwissend. Obwohl es ihr leichtfällt, klare Regeln zu befolgen, lernt sie wenig über allgemeine Prinzipien für ein soziales Verhalten und wird schnell abhängig davon, daß andere ihr sagen, was sie tun soll. Ein wichtiger Bestandteil der Behandlung ist, ihr die Möglichkeiten und die Unterstützung zu geben, um eine normale soziale Anpassung und Selbständigkeit zu üben. Das Rüstzeug hierzu ist unter anderem, die reifere, abstrakte Denkweise zu entwickeln.

≡ Respekt vor der Patientin und ihrem Körper

Bei der Behandlung ist es besonders wichtig, daß man den verzweifelten Kampf der Patientin, die sich selbst schützen will, respektiert und versteht. Respekt vor der Eigenart der Patientin bedeutet, daß man einen gewissen Abstand hält und sich ihr nicht aufdrängt, obwohl man ihr gegenüber echtes Interesse und Freundlichkeit zeigt. Die hohen Erwartungen, die jemand, der noch wenig Erfahrung in der Behandlung von Patientinnen hat, auf deren Kräfte und Willensstärke setzt, führen sowohl bei der Patientin als auch bei ihm leicht zu Enttäuschung und dazu, daß ihr Verhältnis durch Mißtrauen und Auseinandersetzungen getrübt wird. Dann ist die Patientin bereits in einen Loyalitätskonflikt geraten. Wenn die Hilfe für die Patientin gegenüber Eltern oder Ehemann nicht genau durchdacht ist, wird dies die Konflikte um Loyalität, Selbständigkeit und Abhängigkeit noch verstärken. In gleicher Weise kann ein zu großes »Verständnis« leicht dazu führen, daß sich der Therapeut zu sehr mit der Patientin identifiziert und sozusagen deren Rolle übernimmt, indem er ihr erzählt, was sie eigentlich fühlt und worunter sie leidet.

Zu große Nähe, auch wenn sie gutgemeint ist, engt die selbstgezogenen Grenzen und die Bewegungsfreiheit der Patientin ein; zu großer Abstand bestärkt sie in ihrem Gefühl der Einsamkeit und Untauglichkeit. Der Balanceakt zwischen Nähe und Abstand, zwischen Verständnis und Respekt für den Kampf, den die Patientin um ihre Selbständigkeit führt, ist eine große Herausforderung bei der Behandlung. Wenn die behandelnde Person unerfahren und übereifrig ist, kann dies sehr unangenehme Folgen haben.

Ein üblicher Fehler und Zeichen für Unerfahrenheit ist, wenn einer Entwicklung zu lang zugesehen und darauf gewartet wird, »daß sich etwas ändert« oder daß die Patientin »ihre eigenen Kräfte mobilisieren« oder es ihr »erst richtig schlecht gehen« soll (vorausgesetzt, sie befolgt die in der Behandlung festgelegten Gebote). Das zeigt nur, daß man die Schwierigkeiten der Patientin unterschätzt. Es wird nicht verstanden, daß die Patientin sich in diesem Kampf verausgabt hat und es nicht länger schafft, ihre Kräfte einzusetzen. Außerdem zeigt es unter anderem fehlende Einsicht in die Gewichtsprobleme der Eßsüchtigen. Der Patientin kann es dann oft schlechter gehen, und sie wird kindlicher, ohne imstande zu sein, sich anders auszudrücken als durch vermehrte selbstzerstörerische Handlungen. Hierdurch können sowohl die Patientin als auch die sie behandelnde Person in eine sehr unglückliche und verfahrene Situation geraten, wobei die behandelnde Person die Verantwortung dafür trägt, daß die Situation behoben wird. Auch wenn es als Niederlage empfunden werden kann, ist die zweckmäßigste Lösung oft die, daß die Patientin an eine psychiatrische Abteilung überwiesen wird oder die gesamte Familie in andere, erfahrene Hände kommt und man sich selbst von der Behandlung zurückzieht.

Eine gute Behandlung der Patientin bedeutet, daß man einen respektvollen Abstand sowohl zum Körper als auch zu den Gefühlen einhält, d. h. man muß es vermeiden, in dem verzweifelten Kampf um den Körper als Gegner der Patientin aufzutreten.

Nach meiner Erfahrung ist eine körperorientierte Behandlung und ein direktes Zugehen auf das gestörte Gefühl der Patientin für ihren Körper ungünstig. Behandlungsmethoden, bei denen man wie die

Patientin in einen konkreten, körperlichen Gedankengang verfällt und die bestehenden falschen Vorstellungen übernimmt – wenn man nur Gewicht und Körper wieder in Ordnung bekommt, werden die gefühls- mäßigen Probleme sich von selbst lösen –, sind oft direkt schädlich. Man erreicht damit nur, daß sich die Patientin noch mehr mit dem Körper beschäftigt, ohne daß ihr eine andere Alternative geboten wird, die sie nutzen kann. Wie die Krankengeschichten zeigen, versuchen die Frauen ja selbst, ihre Gefühle der Hilflosigkeit, Einsamkeit und Verwir- rung dadurch zu bekämpfen, daß sie konkret auf den Körper einwirk- ten, indem sie ihn mit Nahrung beschwichtigten oder ihn durch Fasten zum Gehorsam zwangen.

Die Behandlungsmethoden, die sich massiv gegen den Körper der Patientin richten, können leicht das Identitätsgefühl bedrohen. Sie können die Grundlage für die konkretisierte Selbständigkeit und das Setzen von Grenzen zerstören, die die Patientin trotz allem braucht, bis sie ein anderes, flexibleres Selbstwertgefühl aufgebaut hat. Sie würde sonst einer bedrohlichen und destruktiven inneren Leere ausgeliefert.

Eine Patientin dazu zu zwingen, sich nackt vor einen großen Spiegel zu stellen, damit sie selbst sehen kann, wie dünn und häßlich oder wie dick und häßlich sie ist, heißt, ihr den letzten Rest von Selbstwertgefühl zu nehmen. Zu glauben, daß Massage und die Berüh- rung von Körperteilen auf ein gestörtes Bild des Körpers einwirken können, heißt, sich auf die materialistische, konkrete Denkweise zu stützen, deren Zweckmäßigkeit von der eigenen Geschichte der Patien- tin widerlegt wurde. Erzwungenes Abnehmen und Zwangsernährung berücksichtigen nicht, daß die Patientin Situationen selbst meistern kann, und behindern somit ihre Möglichkeit, eine allmähliche, flexible Kontrolle zu entwickeln. Eine Behandlung, bei der die Eßsüchtige, die sich erbricht, gezwungen wird, das Erbrochene zu essen, erinnert eher an Folter und kann nicht damit verteidigt werden, der Zweck heilige die Mittel.

Wenn man aber Zustände zu behandeln hat, die in solchem Maße körperliche und psychische Seiten vereinigen und bei denen die psychischen Kräfte nicht selten zum Untergang des Körpers führen, befindet man sich in einem Dilemma: Die ausgehungerte Patientin muß mehr essen, weil ihr physischer Zustand, trotz des gegenteiligen Ein- drucks, den man ab und zu gewinnt, sie abwesend und unaufmerksam werden läßt. Sie kann dauernde, schwere physische Schäden davontragen, sie kann sogar sterben, und ihre Möglichkeiten, sich ihrer Gefühle bewußt zu werden und Kontakt zu der behandelnden Person zu bekommen, sind sehr schlecht. Passivität und Abwesenheit der Eßsüchtigen werden dadurch aufrechterhalten, daß sie sich mit Essen vollstopft, so daß alle Gefühle und Impulse außer den Magenschmerzen verschwinden. Ihre Probleme werden immer größer.

Der physische Zustand der Eßsüchtigen, besonders der Wasserhaushalt, muß unter Kontrolle sein, da sie sich plötzlich in einem sehr ernsten Krankheitszustand befinden kann. Durch die schweren körperlichen Störungen ist sie außerstande, sich auf irgend etwas zu konzentrieren.

Einerseits sehen wir die Notwendigkeit, auf das Körperliche zu achten, um die Patientin psychotherapeutisch behandeln zu können. Andererseits müssen wir es vermeiden, uns von dem Körper der Patientin so gefangen nehmen zu lassen wie sie selbst.

Verschiedene Behandlungsformen

Es existieren viele verschiedene Formen der Behandlung von Eßstörungen, aber nur wenige haben sich als geeignet erwiesen, um eine dauerhafte Besserung herbeizuführen. Wir wollen kurz auf einige Behandlungsformen eingehen.

≡ Symptombehandlung – somatische Behandlung

Wie früher erwähnt, hat eine Behandlung, die sich auf die körperlichen Symptome konzentriert, oft schlechte Heilungschancen. Werden grundlegende psychologische Probleme übersehen, so erreicht man eine Änderung des Gewichts oft nur dann, wenn sich die Patientin in Behandlung und unter Kontrolle befindet. Wenn sie in ihre gewohnte Umgebung zurückkommt, treten meist nach kurzer Zeit wieder alte oder neue Eßstörungen auf. Hier muß wiederholt werden, daß bei schweren Unterernährungszuständen die Symptome und körperlichen Beschwerden zuerst vom Arzt behandelt werden müssen, bevor mit einer psychologischen Behandlung begonnen werden kann.

Symptombehandlung, eine Behandlung, die auf das Gewicht der Patientin gerichtet ist, kann sowohl innerhalb als auch außerhalb des Krankenhauses vorgenommen werden. Dabei werden z. B. Mastkuren, hormonelle Behandlung, chirurgische Eingriffe, Insulinbehandlung und Fastenkuren eingesetzt sowie physische Aktivität angeregt. Eine Bedrohung der unsicheren Kontrolle der Patientin und das Gefühl der Hilflosigkeit können genauso schädlich sein, wie wenn man sie in der Idee bestärkt, daß andere schon alles ordnen werden, ohne daß sich die Patientin selbst aktiv verändern muß. Die meisten Therapeuten, die diese Patientinnen zu behandeln haben, und auch Forscher warnen vor einer einseitigen Symptombehandlung, die in einigen Fällen zu einer ernsten Verschlimmerung und Selbstmordversuchen führen kann (BRUCH, 1973).

≡   Innerhalb oder außerhalb des Krankenhauses?

Bei der Beurteilung, welche Behandlungsform am erfolgreichsten ist, stellt sich die Frage, ob man die Einlieferung ins Krankenhaus oder eine ambulante Behandlung vorziehen soll. Es ist oft, aber längst nicht immer von Vorteil, die Patientin an eine psychiatrische Abteilung zu überweisen. In Norwegen ist es leider üblich, diese Patientinnen erst dann zu überweisen, wenn sich die Probleme als langwierig und invalidisierend erwiesen haben. Die Behandlung wird dann schwieriger, und die Resultate werden unsicherer.

Normalerweise ist ein freiwilliger Krankenhausaufenthalt mit der vollen Unterstützung der Angehörigen am besten, aber bei Patientinnen, die »nur« Eßstörungen haben, oft schwer durchzusetzen.

Die Eßsüchtige *Kirsti* (vgl. S. 70) illustriert eine typische Situation, in der der praktische Arzt die Einweisung ins Krankenhaus auf eine bewundernswerte und erfolgreiche Art erreichte. Nach zwei Konsultationen hatte er sich ein ungefähres Bild von *Kirstis* Eßstörungen gemacht. Er verabredete feste wöchentliche Termine mit ihr, zum Wiegen und zu Blutproben, wies sie aber gleichzeitig darauf hin, daß er sie an eine psychiatrische Abteilung überweisen müsse, falls sie es nicht schaffe, das Erbrechen und das Gewicht zu kontrollieren. Unmittelbar darauf ging das Gewicht etwas zurück, und die Blutproben zeigten ein gestörtes Gleichgewicht des Wasserhaushaltes. *Kirsti* erbrach sich oft. Trotz Protesten von *Kirsti* und ihrer Mutter stellte sie der Arzt vor die Wahl zwischen einer Einweisung ins Krankenhaus oder weniger Erbrechen (Blutprobe als Kontrolle) und der Erhöhung des Gewichts um 1 kg und gab zwei Wochen Probezeit. Als die beiden Wochen um waren, war die Antwort klar: *Kirstis* Gewicht hatte sich nicht erhöht.

Auf diese Weise kam sie ins Krankenhaus, ohne selbst die schwierige und direkte Verantwortung gegenüber den Eltern übernehmen zu müssen, die gegen die Einweisung protestierten. Daß sie der Verantwortung enthoben wurde, war für *Kirsti* von großer Bedeutung, die in einem solch schwierigen Konflikt nicht imstande war, selbst zu bestimmen oder zu handeln.

Ein wesentlicher Vorteil bei der Einlieferung in ein Krankenhaus ist die Änderung der Umgebung. Viele der jungen Patientinnen sind wie *Kirsti* in das Verhältnis der Eltern mit einbezogen und brauchen einen neuen Ausgangspunkt für eine allmähliche Entwicklung ihrer Unabhängigkeit. In der gleichen Weise kann eine verzweifelte und angestrengte Familie eine Zeitlang Ausspannung und Freiheit von Verantwortung gebrauchen.

In einer psychiatrischen Abteilung kann eine Patientin die Unterstützung bekommen, die sie braucht, um herauszufinden, was sie essen soll, wie sie sich verhalten soll oder was sie fühlen soll, und Hilfe, um mit anderen, sowohl innerhalb als auch außerhalb des Krankenhauses, in Kontakt zu kommen. Ein anderes Ziel bei der Einlieferung in ein Krankenhaus ist es, der Patientin die Möglichkeit zu geben, eine Kontrolle über das Essen und das Erbrechen zu entwickeln und ihr zu helfen, mit Abführmitteln, dem übertriebenen Kleieverbrauch und ähnlichem aufzuhören. Die Patientin möchte sowohl die Verantwortung für die Nahrungsaufnahme anderer überlassen als auch ihre zwanghaften Eßgewohnheiten beibehalten. Das zeigt sich deutlich, wenn die Patientin, die auf ihr eigenes inständiges Bitten eingewiesen wurde, vor dem Wiegen trotzdem viel Wasser trinkt, in die Nachttischschublade erbricht, mitgebrachte Abführtabletten und Lakritze ißt, heimlich kalorienhaltige Nahrung zu sich nimmt und mehr.

Es ist wichtig zu betonen, daß andere nicht kontrollieren können, was die Patientin ißt, weder innerhalb noch außerhalb des Krankenhauses. Je strenger die Kontrollmaßnahmen sind, desto mehr wird die Patientin dazu herausgefordert, noch »schlauer« zu sein. Viele Magersüchtige haben damit begonnen, sich zu erbrechen, um den zu täuschen, der ihnen das Essen gab, und Eßsüchtige, die eine Schlankheitskur machen, essen plötzlich, nachdem sie sowohl sich selbst als auch andere getäuscht haben. Es ist am besten und am ehrlichsten, wenn man es vermeidet, die Nahrungsaufnahme und das Erbrechen der Patientin zu kontrollieren. Statt dessen können wir ihr gegenüber betonen, daß wir verschiedene Arten der Täuschung kennen. Wir wissen, daß sich die Patientin in diesem Dilemma befindet und daß sie trotz ihrer Bitte um Hilfe zu vermeiden versucht, diese Hilfe anzunehmen.

Eine der weniger günstigen Seiten bei einer Einweisung ist, daß die Patientin und eine ganze Krankenhausabteilung in ein Konkurrenzverhältnis geraten können, manchmal auf Leben und Tod. Man

versucht, diesen Wettbewerb um die Kontrolle innerhalb und außerhalb des Krankenhauses dadurch zu vermeiden, daß man die Patientin
für Gewichtsänderungen belohnt. Die Konsequenz der gewünschten
Gewichtsveränderung kann vermehrte Aktivität sein (sie bekommt die
Erlaubnis zu joggen, spazierenzugehen, ins Kino zu gehen usw.), neue
Kleider oder mehr Besuch oder ähnliches. Aber weder für die Patientin
noch für den, der sie behandelt, ist es immer leicht zu wissen, was für
die Patientin eine Belohnung oder positiv ist.

Während sie einerseits lauthals dagegen protestiert, den engen
täglichen Kontakt mit den Eltern zu verlieren, kann es andererseits
auch eine Erleichterung und Hilfe für sie sein, wenn sie die Verantwortung für die Familie nicht übernehmen und nicht am Familienleben
teilnehmen muß. Wenn man nicht joggen darf, kann das im Moment als
bedrohlich empfunden werden, aber wenn man sich nicht laufend zu
besseren physischen Leistungen zwingen muß, kann dies auch eine
Erleichterung und Belohnung sein. Neue Kleider, die sowohl für Leute
mit Übergewicht, die zu Hause Schlankheitskuren machen, als auch für
Leute, die im Krankenhaus behandelt werden, als Prämie benutzt
werden, richten die Aufmerksamkeit auf den Körper und das Aussehen,
was trotz einer Gewichtsveränderung oft unangenehm und schwierig
ist.

═══ Fallbeispiel: Soziales Training

Die 21jährige *Marte* wurde auf Betreiben ihrer Mutter und des
Schularztes in eine psychiatrische Abteilung eingeliefert. Sie besucht
eine weiterführende Schule mit der Fachrichtung Gesundheitswesen
und fühlt sich da sehr wohl, hat aber keine Freunde. Sie hat ein
möbliertes Zimmer, wohnt aber oft bei der Mutter, die allein ist, nachdem sie vor zehn Jahren von *Martes* Vater geschieden wurde. *Martes*
Geschwister kommen gut zurecht, nur *Marte* hat in den letzten beiden
Jahren intensiv abgenommen und sich auch erbrochen. Sie ist dünn,
ohne daß Lebensgefahr besteht, friert aber häufig, verliert etwas Haare
und gibt viel Geld für Essen aus. Sie ist traurig, niedergeschlagen und
einsam.

Als wir *Marte* auf der Abteilung empfangen, betonen wir ihr gegenüber, daß wir sie weder dazu zwingen können, etwas zu essen, noch sie daran hindern können, sich zu erbrechen. Aber wir treffen eine feste Vereinbarung darüber, was sie essen und trinken soll, und wir bereiten das Essen für sie zu. Sie darf ruhig dasitzen, wenn sie ißt, aber zusammen mit anderen, und alles, was sie essen und trinken soll, steht auf einem Plan, den sowohl sie als auch die Krankenschwester hat. Auf diese Weise soll *Marte* in der Zeit, in der sie im Krankenhaus ist, nicht ans Essen denken müssen und sich nicht darum kümmern. Sie bittet uns, ihr Geld aufzubewahren, da sie befürchtet, daß sie sonst am Kiosk des Krankenhauses Hefegebäck, Eis und Schokolade kauft. Solche Nahrungsmittel aß sie gewöhnlich, um sie nachher wieder zu erbrechen. Wir bekommen auch alle Abführtabletten, die sie mitgebracht hat, und werden uns über den Speiseplan einig, der einmal in der Woche detailliert durchgegangen werden soll. Wir kommen zu dem Beschluß, daß sie nicht »frei« bekommen soll, obwohl ihre Einlieferung freiwillig war, und versuchen, uns auf das Gewicht zu einigen. *Marte,* die 163 cm groß ist, wiegt 48 kg. Sie wirkt völlig uninteressiert daran, dies zu diskutieren und sagt nur »ja, ja«, als ich sage, daß sie ihre Menstruation vielleicht wiederbekommen würde, wenn sie 50 kg wiegt. Wir verschieben die Diskussion auf die nächste Woche.

In der Woche darauf, am festgesetzten Tag für die Diskussion über das Gewicht und das Essen, ist *Martes* Gewicht um ein halbes Kilo zurückgegangen. Ich sehe dies als Ausdruck für Ängstlichkeit und Zorn. Ich sage, daß ich weiß, daß sie Essen versteckt hat, sich erbrochen hat, viel gejoggt ist oder etwas anderes getan hat, was sie fast nicht vermeiden kann, weil sie ängstlich oder zornig ist. Als ich sie frage, ob sie es sich zutraut, diese Manöver eine Woche lang seinzulassen, erzählt *Marte,* daß sie Angst davor hat, daß wir sie mästen und sie nicht selbst darüber bestimmen lassen, was sie wiegen soll. Wir werden uns schnell darüber einig, daß wir die Verantwortung zwischen uns teilen wollen: Ich werde darauf achten, daß sie nicht so viel zu essen bekommt, daß das Gewicht sich um mehr als 1 kg in zwei Wochen erhöht und nicht über 50 kg steigt (was sie zunächst gutheißen kann). Sie wird darauf achten, daß ihr Gewicht überhaupt nicht zurückgeht.

Einmal pro Woche treffen *Marte* und ich zusammen mit einer Krankenschwester konkrete Vereinbarungen über Essen und Gewicht,

Jogging, Aktivitäten und das Zusammenleben auf der Abteilung. Außerdem hat sie zwei Stunden pro Woche, in denen sie von sich erzählen kann – ihrem komplizierten Verhältnis zu den Eltern, ihrem Gefühl, häßlich und minderwertig zu sein und ihrer Angst, verrückt oder sonderbar zu werden, wie sie sagt. Am Anfang ist dies sehr schwierig für sie. – Nach wenigen Minuten wird sie unruhig und zornig, und wir sprechen über das Fernsehprogramm oder darüber, was sie mit ihren Kleidern anstellen soll, die beginnen, etwas eng zu werden. Danach geht sie wieder zur Abteilung hinauf. Nach und nach bekommen wir besseren Kontakt, und sie erzählt, daß sie sich Sorgen um die Mutter macht und ein schlechtes Gewissen hat, weil sie sie »im Stich läßt«, da sie im Krankenhaus ist. Sie fühlt ihrer Mutter gegenüber eine große Verantwortung, die sie sowohl stolz als auch zornig macht. Auch wir haben eine klare Vereinbarung getroffen, daß die Mutter sie nicht besuchen und *Marte* ihre Mutter nur einmal wöchentlich am Telefon sprechen soll. Dies geschieht deshalb, weil *Marte* üben soll, mit anderen zusammen zu sein (zunächst mit anderen Patienten) und um sowohl ihr als auch der Mutter die Last einer zu großen gegenseitigen Einbeziehung und Sorge zu nehmen. Die Krankenhausabteilung übernimmt die Verantwortung für das Essen und die tägliche Aktivität, regt zu Kontakten mit anderen und zu einer Begrenzung des Joggings an. In ihren Psychotherapiestunden kann *Marte* von den Gefühlen erzählen, die solche Veränderungen mit sich bringen.

Es zeigt sich, daß *Marte* die Eßstörungen dann bekommt, wenn sie zornig, ängstlich oder traurig ist, und da sie sich auf einer psychiatrischen Abteilung befindet, findet sie Hilfe, um über ihre Reaktionen zu sprechen, fast im gleichen Moment, in dem diese sich zeigen.

Allmählich beschäftigt sie sich weniger mit dem Gewicht, das sich langsam und ruckweise erhöht. Sie nimmt Kontakt mit der Schule und einer Klassenkameradin auf und beginnt, am Unterricht teilzunehmen (und hat ein Pausenbrot mit).

Als sich der Termin ihrer Entlassung nach acht Wochen nähert (das Krankenhaus hat leider nicht länger Platz), bekommt *Marte* Urlaub und wird wieder ängstlicher. Sie will nicht, daß die Mutter bei einem Gespräch dabei ist, spricht aber mit mir darüber, wie sie sich gegenüber den Erwartungen und den Mittagessen der Mutter verhalten soll. Sie weiß, daß sie Essen in sich hineinstopft und sich dann erbricht, wenn sie die Mutter besucht, und entscheidet sich dafür, die Mutter auf ihr Zimmer einzuladen. *Marte* beginnt einen Zusammenhang zwischen der Isolation, schwierigen Gefühlen und ihren Eßgewohnheiten zu sehen. Sie ist selbst der Ansicht, daß das damit im Zusammenhang steht, daß sie erwachsen wird, und sagt, daß sie sich eher 16 als 21 Jahre alt fühlt.

Als *Marte* entlassen wird, geht es ihr wesentlich besser. Das Gewicht hat sich um drei bis vier Kilo erhöht, aber wichtiger ist, daß es stabil ist. Eine Woche vor der Entlassung bekommt sie eine schwache Menstruation (»das ist sicher symbolisch«, sagt sie leicht ironisch) und schläft besser, als sie es lange Zeit getan hat. Obwohl ihre Eßstörungen noch nicht vorüber sind, sieht es so aus, als ob sie gelernt hat, die Probleme anders anzupacken, sowohl auf der inneren Ebene, indem sie sich besser kennt, als auch auf der äußeren Ebene, indem sie geübt hat, mit anderen Menschen zusammenzusein, ein soziales Training absolviert hat, wie wir sagen. Sie hat Kontakt mit Freundinnen bekommen und ist endgültig auf ihr Zimmer gezogen. *Marte* fährt noch einige Monate mit der Psychotherapie fort, meint aber selbst, daß ihr die Milieuveränderung geholfen hat.

Ein negativer Nebeneffekt bei einem Krankenhausaufenthalt ist für eine solche Patientin, daß dieser eine neue und schwierige Abhängigkeit erzeugen kann. Die Patientin paßt sich einer neuen Umgebung an, neuen Kontrollmaßnahmen und neuer Unterstützung, und es kann geschehen, daß sie die frühere Abhängigkeit mit einer neuen vertauscht. Ein Krankenhausaufenthalt muß deshalb von Anfang an mit dem Gedanken hieran geplant werden, so daß die Patientin keine zu großen Probleme bei einer allmählichen Unabhängigkeit auch vom Krankenhaus und den sie behandelnden Personen bekommt. Ein Krankenhausaufenthalt sollte möglichst als Glied einer ambulanten Behandlung mit Gesprächen, Psychotherapie oder Familientherapie angewiesen werden. Ziel ist es nicht, daß die Patientin in einem Krankenhaus symptomfrei leben kann, sondern in ihrem eigenen Milieu mit Familie, Freunden und Beruf. Der Krankenhausaufenthalt ist als eine Etappe des Reifungsprozesses zu betrachten; eine Milieuveränderung kann aus einer immer destruktiveren und auswegloseren Situation für die Patientin und die Familie retten.

≡ Gesprächsbehandlung und Psychotherapie

Bei einer psychologischen Behandlung, seien es stützende Gespräche mit qualifiziertem Fachpersonal oder eine systematische psychotherapeutische Behandlung, zielt man darauf ab, die drei oben erwähnten Funktionsgebiete – die Fähigkeit zur Kontrolle und zum Meistern von Situationen, das Bewußtwerden eigener Gefühle und die Fähigkeit zum Kontakt mit anderen Menschen – zu bearbeiten und zu entwickeln. Es führt leider zu weit, auf die spezifischen therapeutischen Aspekte und Probleme bei der Psychotherapie mit Patientinnen mit verschiedenen Eßstörungen einzugehen. Ich habe erwähnt, wie wichtig es ist, Respekt vor dem Kampf der Patientin um Selbständigkeit zu haben, und wie leicht es ist, sich von dem materialistischen Gedankengang beeinflussen zu lassen, der einen großen Teil des Wertsystems und der Kultur unserer Welt ausmacht.

Eine psychotherapeutische Behandlung bzw. eine Gesprächsbehandlung ist ein solch komplizierter und nuancierter Prozeß, daß es unmöglich ist zu beschreiben, was mit der Patientin (mit oder ohne Eßstörungen) während des Gesprächs und im Verhältnis zum Psychotherapeuten geschieht, der ihr hilft, ihre Probleme zu lösen. Wir können aber einige der Gefühle und Probleme näher betrachten, die während der Psychotherapie mit Patientinnen mit Eßstörungen diskutiert werden.

≡ Fallbeispiel 1: Behutsames Fragen

Ada habe ich schon früher beschrieben (s. S. 18). Sie suchte mich auf, weil sie niedergeschlagen war, sich Sorgen um ihr Studium machte und gleichzeitig an Schlafstörungen litt. Sie bat um Hilfe, konnte oder wollte meine Ratschläge aber nicht befolgen, die sich als naiv erwiesen, als ich *Ada* näher kennenlernte. Sie war es gewöhnt, daß andere sich von ihrem flotten Äußeren täuschen ließen und ihre Verzweiflung nicht ernst nahmen. Sie hatte das starke Bedürfnis, geringschätzig über sich selbst zu sprechen, und wurde sich allmählich darüber klar, daß das Lob anderer sie eher unruhig als froh stimmte.

Nach wöchentlichen Gesprächen über längere Zeit hinweg, in denen ich klar zeigte, daß ich in ihr ein kleines unglückliches Kind sah, das auch kritisch und zornig sein konnte, begann *Ada* darauf zu vertrauen, daß sie mich weder täuschen noch erschrecken konnte. Jetzt konnte sie über ihr Gefühl sprechen, nie tüchtig oder gut genug zu sein. Sie fand, daß sie keine Anerkennung für das erhielt, was sie eigentlich war, und überlegte, warum sie sich immer vor anderen versteckte. Gleichzeitig empfand sie, daß sie sich nicht auf andere verlassen konnte, weil diese zu schwach waren.

Ada sprach lange Zeit über ihre Gefühle, aber es war so, als ob sie in einem luftleeren Raum existierte. Sie erzählte nie, was sie machte, mit wem sie zusammen war – oder was sie aß. Es wirkte fast so, als ob sie dachte, daß ich an solchen banalen, konkreten Dingen nicht interessiert sei oder daß es beschämend sei, sich mit solchen Dingen zu beschäftigen. Ich kommentierte vorsichtig, daß es fast eine Grenzlinie zwischen ihren Gefühlen und Gedanken und ihrem Körper und ihren Handlungen gäbe. *Ada* war erst verwirrt, dann erstaunt, schließlich interessiert – und dann begierig danach, sowohl mir als auch sich selbst zu erklären, wie das zusammenhing. Sie liebte es nicht, danach gefragt zu werden, was sie tat und fühlte, es erinnerte sie an das Ausgefragt-werden durch ihren Vater und das gutgemeinte, aber sie erdrückende Verständnis der Mutter. Sie brauchte ihr eigenes Tempo, weil sie sich unsicher fühlte, auch wenn es darum ging, sich in einem neuen sozialen Milieu zu versuchen oder andere Kontakte zu knüpfen, worüber sie in den Sprechstunden allmählich viel erzählte.

Das Gewicht nahm, soweit ich sehen konnte, nur geringfügig zu, aber sie sah weicher und weniger ausgehungert aus, und ihre Kleidung wurde etwas gewöhnlicher, obgleich sie weiterhin nach der neuesten Mode gekleidet war und sehr gepflegt wirkte. Während der Sprechstunde bewegte sie sich mehr, zog sich am Haar und gebrauchte sowohl Körper als auch Gesicht, wenn sie redete. *Ada* ging es viel besser, und sie sagte es auch selbst, doch über das Gewicht sprachen wir nie. Gegen Ende der Behandlung konnte ich mich nicht länger zurück-halten, ich brach mit einem meiner Behandlungsprinzipien und fragte. Es lag ungefähr um fünf Kilo höher als zu Beginn. *Ada* sah fast etwas schuldbewußt aus, als sie das erzählte. Sie hatte auch seit einigen Monaten wieder die Menstruation und empfand das nicht als ange-

nehm, obwohl sie auch darüber froh war. Nach zwei Jahren schlossen
wir die Behandlung ab.

Fallbeispiel 2: Neue Aktivitäten

Mona ist 32 Jahre alt und eßsüchtig mit Übergewicht. Ich habe
den Eindruck, daß es sich um eine lebhafte Frau mit viel innerer Kraft
handelt, aber jetzt ist sie deprimiert, weint und ist dabei, aufzugeben.
Sie hat Schwierigkeiten, weiterzuarbeiten und isoliert sich. Nachdem
sie unzählige Schlankheitskuren ausprobiert und in Schlankheitsgrup-
pen mitgemacht hatte, begann sie daran zu denken, sich das Leben zu
nehmen. Sie hat keine Lust mehr, so zu leben und findet, daß alles
ausweglos ist – wegen des Gewichts. Ihr Arzt schickt sie zur psychologischen Behandlung, an die sie selbst nicht richtig glaubt.

In den ersten Sprechstunden weint *Mona* nur. Es ist so, als ob
sie nur ihr Übergewicht sieht; alles wird vom Übergewicht her gesehen
und erklärt. Sie will scheinbar vor allem über das Gewicht sprechen und
die Beschwerden, die dieses mit sich bringt, während ich darauf
bestehe, von ihr zu reden, mit ihren Gefühlen, Wünschen und Ansichten bekannt zu werden.

Als Kind war *Mona* sehr lebhaft und hitzig. Als Erwachsene
hat sie sich ein freundliches und liebes Äußeres zugelegt, hat aber
deutlich mit vielen aggressiven Impulsen zu schaffen. Sie wird traurig
und weint, statt zornig zu werden, und wenn sie traurig wird, ißt sie
enorm viel in kurzer Zeit, bis ihr der Magen wehtut.

Über die Gespräche versuchen wir gemeinsam herauszufinden,
warum *Mona* glaubt, daß sie nicht traurig sein kann, ohne zu essen,
oder warum sie es nicht schafft, zornig zu sein, ohne den Zorn hinunter-
zuschlucken. Ihre Depression wird etwas leichter, und *Mona* beschäftigt
sich damit, in welcher Weise sie sich bei ihrer Arbeit und unter ihren
Freundinnen behaupten kann. Aber sie hat wenig Ausdauer, was
Frustrationen und Enttäuschungen betrifft, sowohl im Verhältnis zu
anderen Menschen als auch bei neuen Plänen, schlank zu werden. Statt
uns mit dem zu beschäftigen, was ihr gelingt, benutzen wir die Sprechstunden dazu, um zu sehen, was *Mona* tut, wenn ihr etwas mißlingt.
Das bedeutet, daß wir einige Zeit darauf verwenden, darüber zu spre-

chen, wie sie ihre Diät und Aktivität planen und was sie in ihrer sonstigen Freizeit machen soll. Das unterscheidet sich ziemlich von der Psychotherapie mit *Ada;* beiden gemeinsam ist aber, daß sie lernen müssen, auf ihre eigene Art Fürsorge entgegennehmen zu können, und zu wählen, welchen Ratschlag sie selbst befolgen wollen, ohne Schuldgefühle oder ein schlechtes Gewissen zu haben, weil sie sich damit abgrenzen.

Obwohl es *Mona* besser geht und sich ihr Gewicht verringert hat, ist es zu früh, zu sagen, ob die Besserung stabil sein wird. Sie selbst meint, daß sie es lernt, mit den Schwankungen ihres Gewichts fertigzuwerden, ohne dabei das Selbstgefühl ganz zu verlieren.

Die psychotherapeutische Behandlung von Eßstörungen ist besonders fruchtbar, weil die Behandlung auf der speziellen Stärke basiert, die diese Patientinnen zweifellos haben, und auch benutzen. Der zwanghafte, eiserne Wille, den die Magersüchtige hat – und mißbraucht – ist eine wesentliche Kraft. Der Lebenshunger und die Fähigkeit zur Flexibilität der Eßsüchtigen, die in der Krankheitsphase extrem und zwanghaft sind, ist die gleiche bewegliche Stärke, die man bei der Entwicklung zur erwachsenen Selbständigkeit braucht. Der Zugang zu den Gefühlen, den die Eßsüchtige mit Übergewicht hat, ist eine wesentliche Kraftreserve, obwohl sie glaubt, daß sie diese nicht ertragen kann, und bildet die Grundlage für die Reifung und die Psychotherapie.

Gruppenbehandlung

Psychotherapiegruppen und Gesprächsgruppen sind Behandlungsformen, die bei der Behandlung anderer psychologischer und psychiatrischer Probleme verbreiteter sind als bei der Therapie von Eßstörungen. Wo Gruppen bei der Behandlung von Eßstörungen eingesetzt werden, handelt es sich oft um solche, die wir als pädagogische Gruppen bezeichnen. Diese Gruppen benutzen oft eine Kombination von konkreten Maßnahmen, wie Wiegen, Diätinformation, Diskussionen, verschiedene Formen der Belohnung und Strafe, und geben allgemeine Unterstützung.

Solche Selbsthilfegruppen sind als Hilfe zum Schlankwerden weit verbreitet und haben eine Symptomänderung zum Ziel, d. h. eine Änderung des Eßverhaltens und Gewichtsverlust. Die Konkurrenz, die hierbei vermutlich ein wirksames Stimulans ist, wird bei vielen Teilnehmern dazu führen, daß auch ihr negatives Selbstbild und ein schwaches Selbstgefühl stimuliert werden. Die Konkurrenz bedeutet auch, daß man von seinen Konkurrenten irgendwie abhängig ist und Zorngefühle mobilisiert werden, mit denen Eßsüchtige mit Übergewicht schlecht zurechtkommen. Aber diese Gruppen führen zum Teil zu guten Ergebnissen, vor allem bei Personen, die als Jugendliche und Erwachsene aufgrund einer falschen Ernährungsweise dick geworden und nicht eßsüchtig sind. Für eßsüchtige Patienten, die sich nicht erbrechen – wie *Dagny* und *Dag* – die drei- bis viermal bei solchen Gruppen mitgemacht hatten, haben sie dagegen eine ungünstige Wirkung. Das Gewicht ändert sich kaum, aber die Geringschätzung, die sie für sich empfinden, und die Depressionen werden nur schlimmer.

Psychotherapiegruppen, die auf den gleichen psycho-dynamischen Behandlungsprinzipien beruhen, die für die Individualpsychotherapie gelten, sind mit magersüchtigen und eßsüchtigen Patientinnen noch wenig ausprobiert worden. Die Resultate einer solchen Psychotherapiegruppe, mit der ich gearbeitet habe, sind noch etwas unsicher und werden in Artikelform diskutiert (BUHL, 1985). Eine der Schwierigkeiten bei der Gruppenpsychotherapie ist das komplizierte Verhältnis, das Patientinnen mit Eßstörungen zu anderen Menschen haben. Der Wunsch und gleichzeitig die Furcht davor, abhängig zu werden, stehen stark im Mittelpunkt, und das Bedürfnis, ständig mit anderen zu konkurrieren und sich mit ihnen zu vergleichen, hindert sie daran zu spüren, was sie selbst fühlen oder brauchen. Diese Behandlungsform, die sich bei anderen Problemen als fruchtbar erwiesen hat, sollte weiterentwickelt werden, gerade weil die Zahl der Patientinnen mit Eßstörungen, die eine Behandlung brauchen, ständig wächst und die Behandlungsmöglichkeiten begrenzt sind.

≡ Familienbehandlung

Die Familientherapie ist keine Ergänzung zur Individualthera-
pie, sondern eine eigene Behandlungsform. Sämtliche Behandlungsge-
spräche finden mit der gesamten Familie statt – der Patientin, ihren
Eltern und Geschwistern, dem Ehemann (Partner) und vielleicht ihren
Kindern oder Großeltern. Weil bei Familiengesprächen viele Personen
versammelt sind und bei den unterschiedlichen Mitgliedern verschiedene Gedanken und Gefühle geäußert werden, ist es oft zweckmäßig,
wenn man zwischen den regelmäßigen Gesprächen einen längeren
zeitlichen Abstand läßt, gewöhnlich zwei bis drei Wochen (CAILLÉ u. a.,
1977; SELVINI, 1979).

Die Eßschwierigkeiten signalisieren die gefühlsmäßigen Probleme der Patientin. Es handelt sich dabei sowohl um ein inneres als
auch um ein sichtbares Problem im sozialen Verhalten. Sie sind Ausdruck für die Konflikte, die in der Familie existieren, und eine Art,
Spannung und Streß abzureagieren.

Die biologische und soziale Gemeinschaft in einer Familie bildet
die Voraussetzung für eine komplexe Gegenseitigkeit. Gegenseitigkeit
prägt alle Familien, auch solche, in denen der Kontakt minimal ist, weil
alle sich darin einig sind, daß sie sich nicht mögen oder miteinander
wenig Umgang haben oder haben sollten. Die spezielle Form von
Gegenseitigkeit, die in einer Familie herrscht, gehört zu dem, was zur
eigenständigen Kultur der einzelnen Familie beiträgt.

Änderungen im Benehmen oder Rollenverhalten eines Fami-
lienmitgliedes fordern auch von den anderen Mitgliedern eine Veränderung und verlangen nach neuen Formen des Zusammenwirkens und
anderen Regeln. Die Familie der Patientin ist in deren Eßstörungen auf
verschiedene Weise mit einbezogen. Sie hilft ihr, indem sie sie zu essen
drängt oder dazu, sich mit Kalorien zurückzuhalten. Sie wird vielleicht
finanziell mit großen Ausgaben für das Essen belastet, das sowieso
wieder erbrochen wird. Die Mahlzeiten werden vielleicht von den
zwanghaften Eßritualen der Patientin beherrscht oder von ihren Versuchen, die Aktivitäten der Familie zu kontrollieren. Eltern oder deren
Angehörige leiden unter Schuldgefühl und Vorwürfen, Schamgefühl
und Zorn. Alle in der Familie, auch die Patientin, tragen, ohne sich
darüber klar zu sein, dazu bei, daß der Zustand so bleibt, wie er war. Für

ein Familienmitglied wird es schwierig, neue Möglichkeiten zu entwik-
keln, um die Probleme zu lösen, ohne daß die anderen ängstlich und
unsicher werden und sich dagegen sträuben. Sie befinden sich in einer
hilflosen, für sie schmerzlichen und unglücklichen Lage, aus der sie sich
trotz eigener Anstrengungen und den guten Ratschlägen anderer nicht
selbst befreien können.

Um neue Formen des Zusammenwirkens finden zu können,
braucht die ganze Familie Hilfe; sie muß die Blockierungen beseitigen,
die es möglich und notwendig machen, die gemeinsamen Probleme rund
um das Essen aufrechtzuerhalten, oder anders ausgedrückt, die Probleme, die mit der Selbständigkeit, Abhängigkeit und der Unabhängigkeit zusammenhängen.

Fallbeispiel: Streit- und Diskussionsrunden

Bibbi, das erwähnte junge, stille Mädchen von 15 Jahren,
kommt mit ihren Eltern zum Psychologen. Beide machen sich Sorgen,
zeigen dies aber auf unterschiedliche Weise. Die Mutter ist traurig,
weint ein bißchen, sagt aber auch, daß sie glaubt, daß die fixen Ideen
vom Schlankwerden mit der Zeit vorübergehen werden. »Kannst du
nicht wenigstens etwas essen«, bittet sie. Der Vater ist still, und als ich
ihn direkt frage, zeigt er seine Angst dadurch, daß er sich drastischere
Maßnahmen wünscht, wie eine Einweisung ins Krankenhaus oder
Zwangsernährung. Er meint, daß *Bibbi* weniger Freiheit haben sollte;
die Mutter meint das Gegenteil: *Bibbi* müsse Freunde haben und mehr
hinauskommen. Sie streiten nicht; es wirkt fast so, als ob sie nicht
merken, daß sie sich völlig darüber uneins sind, wie sie *Bibbi* in der
jetzigen Situation erziehen sollen. *Bibbi* selbst sagt nichts, aber am
Ende der Sprechstunde, als eine etwas verlegene Pause eintritt, fängt
sie an zu weinen und sagt, daß sie nicht mehr leben will. Die Eltern sind
sehr erschrocken, beide bitten um Hilfe und sagen, daß sie alles tun
wollen, um *Bibbi* zu helfen. Ich schlage Familiengespräche vor unter
der Voraussetzung, daß alle vier Familienmitglieder (auch der Bruder
Björn) kommen können.

Für den Familientherapeuten ist es zunächst wesentlich, sich
ein genaues Bild davon zu machen, wie die Familie zusammenlebt, was

für sie wichtig ist und wie sie Unstimmigkeiten und gemeinsame Aufgaben löst. Während Mutter und Vater sagen, daß sie viel miteinander und den Kindern zusammen sind, erzählt *Björn,* daß er oft auf Festen oder beim Training ist und daß der Vater abends viel arbeitet.

Die eigene Familie objektiv zu beschreiben ist nicht möglich, leichter ist es, auf konkrete Fragen zu antworten oder eine Art Logbuch zu führen. Alle vier bekommen den Auftrag, ein Logbuch über die verschiedenen Aktivitäten und Geschehnisse in der Familie zu führen, auch darüber, wann *Bibbi* ißt und wann sie sich erbricht.

Nach zwei Wochen treffen wir uns wieder. Es zeigt sich, daß es selten vorkommt, daß alle vier auf einmal zu Hause sind, obwohl sich die Familie als Einheit empfindet und sich alle vier im Lauf des Tages einmal sehen. Die Logbücher zeigen auch, daß die Mutter und *Bibbi* viel daheim sind, daß Mutter und Vater das Schlafzimmer selten teilen, weil sie sich zu verschiedenen Zeiten hinlegen und sich nicht gegenseitig stören wollen, und daß die Familie selten eine Mahlzeit gemeinsam einnimmt.

Als das herauskommt, werden die Eltern still. *Björn* wird unruhig und ungeduldig (»Gibt es da ein Wort darüber zu verlieren?«), während *Bibbi* deutlich ängstlich reagiert. Sie ist still, sieht aber nachdenklich unter dem Haar hervor, das sie ins Gesicht gekämmt hat. Es ist deutlich, daß alle nachdenklich und besorgt sind, und die Sprechstunde endet, ohne daß jemand wünscht, noch etwas zu sagen. Ich vermeide es, das zu kommentieren oder Fragen zu stellen.

In der nächsten Sprechstunde wirkt die Mutter aktiver, vielleicht etwas zornig. Sie fängt damit an, daß sie erzählt, daß *Bibbi* mit ihr gesprochen habe und daß diese Angst habe, die Eltern könnten daran denken, sich scheiden zu lassen. Sie selbst hat über ihre Ehe und das Verhältnis zu ihrem Mann nachgedacht und eines Abends auf ihn gewartet, als er um Mitternacht nach Hause kam. Sie haben sich ausgesprochen, was weder leicht noch angenehm war. Jedenfalls sind sie zu dem Ergebnis gekommen, daß er seine Nachtschichten etwas reduzieren sollte, damit sie an einem Abendkurs teilnehmen könne, während er zu Hause auf die Kinder aufpaßt. Das wirkt zweifellos etwas merkwürdig. *Bibbi* ist 15 und *Björn* 16 Jahre alt. Warum meinen die Mutter und der Vater, daß es nötig ist, daß jemand auf sie aufpaßt, und warum protestieren die Jugendlichen nicht dagegen, daß man von ihnen spricht, als seien sie Kinder, auf die man aufpassen muß? Ich frage nicht. Die Eltern und *Björn* erzählen weiter von *Bibbis* Eßgewohnheiten und ihren eigenen verschiedenen Aktivitäten.

Gegen Schluß der Sprechstunde schlage ich vor, daß alle vier einen Abend zusammen ausgehen sollten, z. B. ins Kino, in eine Pizzeria oder zum Bowling, und ich schlage vor, daß sie gemeinsam diskutieren, wie der Abend geplant werden soll.

Diese Familie hat sich deutlich an eine Form des Zusammenseins gewöhnt, bei der die Mitglieder nicht viel zusammen sein wollen, können oder zu sein wagen. Es scheint so, als ob *Bibbi* allmählich deswegen Angst bekommen hat. Sie hat versucht, den Vater dazu zu bewegen, mehr zu Hause zu sein, und die Eltern dazu, mehr zusammen zu sein, indem sie unter anderem für alle leckere Mahlzeiten bereitet hat und durch ihre Nahrungsverweigerung gezeigt hat, daß sie von beiden Eltern mehr Unterstützung und Fürsorge braucht. Sie hat irgendwie die alleinige Verantwortung für die Familie übernommen. Diese kommt ihr nicht allein zu, und sie kann sie nicht allein tragen. Sie fühlt sich hilflos und unzulänglich, und es scheint so, als ob sie versucht hat, diesen Gefühlen entgegenzuwirken, indem sie sich auf die Diät und das Schlankwerden konzentriert hat.

Die Eltern haben sich ausgesprochen und sich geeinigt, etwas zu ändern; die Mutter soll mehr ausgehen können, doch irgendwie vermeiden sie es immer mehr, zusammen zu sein. Viele Familien ziehen über lange Zeit eine solche Form des Zusammenseins vor. Sie zu etwas anderem zu drängen, kann oft ungünstig wirken und zwecklos sein. Zweckmäßiger ist ein vorsichtiger Vorschlag, den die Familie gemeinsam verändern oder verwerfen kann.

Es zeigt sich, daß *Bibbis* Familie gemeinsam bespricht, was sie unternehmen wollen. *Björn* will nicht mit ausgehen, er will mit Freunden zusammensein. *Bibbi* meint, daß sie sich auf eine Prüfung vorbereiten muß. Die Eltern finden heraus, daß sie einen Einkaufstag brauchen und verbringen gemeinsam einen hektischen Tag in der Stadt – ohne Kinder.

Alle Gespräche, die jede dritte Woche stattfanden, waren unterschiedlich. Die Eltern diskutierten ihr eigenes Verhältnis sowie die durch die unregelmäßige Arbeitszeit des Vaters entstehenden Probleme und ihre Möglichkeiten, zusammen zu sein. Es beschäftigte sie allmählich, daß *Björn* zu oft weg war und seine Schularbeiten vernachlässigte, und sie bestanden gemeinsam darauf, daß er an mehreren Abenden in der Woche zu Hause bleiben sollte. *Bibbis* Eßstörungen gerieten langsam in den Hintergrund; parallel dazu nahm sie zu und hörte damit auf, sich hinter ihrem Haar und in den großen Pullovern zu verstecken. Es war, als ob die Beschäftigung der Eltern mit sich selbst und die Aufmerksamkeit, die sie auf *Björn* richteten, ihr Verantwortungsgefühl erleichterte – und ihr vielleicht auch die Möglichkeit gab, gegen die Mutter zu opponieren. Die letzten beiden Sprechstunden zeigten eine lebhaftere Familie mit etwas Irritation und Gelächter. Die Ausgangslage – eine dünne, deprimierte *Bibbi, Björn,* der sich von zu Hause fernhielt, und die Selbstvorwürfe und die Hilflosigkeit der Eltern – hatte sich völlig geändert. Jetzt sah ich einen aktiveren, protestierenden Teenager mit normalem Gewicht, Eltern, die gemeinsam diskutierten, wie sie *Bibbis* Protesten begegnen sollten – was die Mutter als etwas schwierig empfand – und wie sie mit *Björns* Vernachlässigung der Hausaufgaben, die der Vater schlimm fand, umgehen sollten. In der letzten Sprechstunde diskutierten wir, wie die Familie diese Probleme angehen sollte. Gemeinsam kamen wir zu dem Schluß, daß die Mutter, die ja die Geduldige war (siehe die erste Sprechstunde), *Björn* bei den Hausaufgaben helfen könnte, so daß sich der Vater nicht aufzuregen brauchte. Der Vater, den *Bibbis* Opponieren nicht irritierte, könnte zweimal in der Woche mit *Bibbi* eine »Streit- und Diskussionsrunde« abhalten, um Regeln für das Zusammensein festzusetzen, was die Eltern in einer so aktiv gewordenen Familie für nötig hielten. *Bibbi* und *Björn* grinsten etwas über diese Vereinbarung, aber sie konnten ja mitmachen – »um Mutter und Vater etwas zu beruhigen«, wie *Björn* sagte.

Die Familientherapie hatte nur fünf Monate gedauert. Sie war erfolgreich, auch weil *Bibbi* und ihre Familie so früh zur Behandlung kamen.

Bis jetzt ist die Familientherapie meist bei jüngeren Patientinnen angewendet worden. Aber diese Behandlungsform ist auch für erwachsene Patientinnen nicht nur gut geeignet, sondern auch notwendig und fruchtbar, sei es, daß sie zu Hause oder allein wohnen und mit den Eltern oder der Familie gefühlsmäßigen oder praktischen Kontakt haben.

Obwohl es sich aus praktischen Gründen als völlig unmöglich erweisen kann, die Patientin und ihre Familie zu versammeln, ist es wichtig, daß man sich darüber klar ist, daß Magersucht und Eßsucht Ausdruck für Konflikte um Nähe und Unabhängigkeit sind und dafür, seinen eigenen Körper und seine eigenen Gefühle zu besitzen. Um die Patientin und ihr Problem verstehen zu können, muß man auch bei der Individualbehandlung an Familiendynamik und Familiensysteme denken. Bei der Familientherapie müssen die früher erwähnten Behandlungsprinzipien beherzigt werden. Ein volles Verständnis für die Eigenart der einzelnen Familie muß die Grundlage für die Maßnahmen bilden, die der Familientherapeut vorschlagen kann. Aber es ist die Familie selbst, die zu neuen Formen des Zusammenwirkens finden muß. Der Therapeut muß die spezielle Kultur und das Benehmen der Familie respektieren und darf sie nicht überfahren, indem der ihr erklärt, was sie fühlt, oder versucht, sie zu einer Veränderung nach den eigenen privaten Regeln und ideellen Normen zu zwingen.

Heilungsmöglichkeiten

Behandlungsformen und Behandlungsresultate sind Gegenstand mehrerer Nachuntersuchungen (ROWLAND, 1970; CRISP, 1980). Aber viele von ihnen sind von zweifelhaftem Wert, wenn man erfahren will, welche Behandlungsmethoden für die verschiedenen Eßstörungen am besten geeignet sind. Einige Nachuntersuchungen sind zum Teil zufällig und unsystematisch, andere unterscheiden nicht immer zwischen Magersucht und Eßsucht. Wenn die diagnostische Grundlage oder eine gründliche Beschreibung des Problems der Patientin fehlt, werden das Abwägen und Vergleichen der verschiedenen Behandlungsformen untereinander unhaltbar. Oft sind auch die Zeichen der Besserung, die bei der Beurteilung behandelter Patientinnen benutzt werden, so willkürlich, daß der Vergleich der Behandlungsergebnisse fast wertlos ist.

Dauerhafte Besserung – was ist das?

Die meisten Forscher und Therapeuten sind sich darüber einig, daß bestimmte Zeichen vorhanden sein müssen, bevor man sagen kann, daß es der an Eßstörungen leidenden Patientin besser geht (THOMÄ, 1967; ROWLAND, 1970).

Sechs Kriterien für eine Besserung

1. Fast normales und stabiles Gewicht
2. Regelmäßige Menstruation
3. Die Patientin muß eine übliche soziale Anpassung zeigen, also zur Arbeit oder in die Schule gehen und Kontakt mit Freunden und einem sozialen Milieu haben
4. Fähigkeit zu intimem sexuellem Kontakt
5. Keine anderen schweren psychischen Beschwerden oder Symptome
6. Die Besserung muß mindestens vier Jahre stabil sein, bevor man sagen kann, daß sie von Dauer ist.

Eine Patientin, die über kürzere Zeit als Reaktion auf eine größere Schwierigkeit Eßstörungen bekommt, hält sich im Rahmen der normalen Variation. Es ist entscheidend, ob es sich um eine zeitweilige Reaktion wie bei *Elise* (vgl. S. 57) oder um eine längere Rückkehr zu einem früheren Eß- und Kontaktverhalten handelt.

Wenn wir die Ungenauigkeiten bei den Nachuntersuchungen berücksichtigen, können wir sagen, daß bei einer Behandlung 25–30% der Patientinnen ganz gesund werden (alle sechs Kriterien sind erfüllt), ca. 50% geht es besser, etwas besser oder unverändert (einige der sechs Kriterien sind erfüllt), und ca. 20% geht es schlechter oder sterben. Hier hat man nicht auf die wichtigste Voraussetzung einer geglückten Behandlung, die Dauer der Symptome, Rücksicht genommen und nicht zwischen Magersucht und Eßsucht mit Erbrechen unterschieden. Die Eßsüchtigen mit Übergewicht sind bei diesen Nachuntersuchungen nicht dabei (MORGAN u. RUSSEL, 1975; HSU u. a., 1979; GARFINKEL u. a. 1977). Magersucht und Eßsucht sind Symptome, die man über viele Jahre haben kann. Der Zustand kann chronisch und fast unverändert sein, aber vielen geht es allmählich schlechter, und die Sterblichkeit ist hoch.

Viele Behandlungsuntersuchungen zeigen, daß Eßsucht mit Erbrechen eine schlechte Prognose hat, d. h. daß der Behandlungsprozeß bei der Patientin schwierig und das Behandlungsresultat oft schlecht ist. Wie ich früher erwähnt habe, ist das meiner Erfahrung nach nicht zuletzt darauf zurückzuführen, daß die eßsüchtige Patientin zu spät zur Behandlung kommt. Erst wenn sich ihr Zustand ernsthaft verschlimmert hat, kommt sie zur Behandlung – und in die Statistik.

≡ Spontane Besserung

Wie schwierig es ist, geheilt zu werden, hängt weniger von der Höhe des Gewichtsverlustes als von der Dauer der Symptome ab. Letzteres ist auch entscheidend, wenn man beurteilt, welche Möglichkeit die Patientin hat, ohne Behandlung gesund zu werden, d. h. durch spontane Besserung.

Unter einer spontanen Besserung versteht man die Normalisierung von Eßgewohnheiten und Über- oder Untergewicht. Eine regelmäßige Menstruation muß vorhanden sein, und das soziale Leben muß wiederaufgenommen sein. Einige Störungen im Verhältnis zu Körper und Nahrung können über längere Zeit andauern, ebenso die emotionalen Probleme. Aber wenn das allgemeine Dasein der Patientin normalisiert ist, werden auch diese Probleme gelöst, zumal dann der Teufelskreis der Eßstörungen durchbrochen ist.

Es ist unwahrscheinlich, daß sich die Probleme der Patientin spontan bessern, wenn sie länger als sechs bis zwölf Monate Symptome hatte, die psychologischen und persönlichen Probleme also so lange in sichtbare Eßstörungen umgesetzt waren. Zeigte sie länger als fünf Jahre lang kontinuierlich Symptome, werden die Möglichkeiten für eine spontane Besserung als sehr gering erachtet.

Während die Magersüchtige mit ihren Eßstörungen leichter ohne professionelle Hilfe zurechtkommen kann, sehen wir bei den Patientinnen, die sich routiniert erbrechen, selten eine spontane Besserung. Weil sie ungern von ihren vielen Symptomen erzählen, stellt der Arzt keine genaue Diagnose, sondern hofft darauf, daß das Gefühl, dick zu sein, und die Eßsucht »fixe Ideen« sind, die von selbst wieder verschwinden.

Eine ständig ansteigende Zahl von Patientinnen sucht Psychologen und Ärzte wegen Eßstörungen und Gewichtsproblemen auf, die für sich allein schon schwer genug sind, ohne daß man sie als Magersucht oder Eßsucht charakterisieren kann. In welchem Ausmaß solche magersucht- oder eßsuchtähnlichen Reaktionen ein frühes Stadium einer ernsteren oder chronischen Krankheit sind, ist schwer zu sagen. Wenn aber die Probleme über längere Zeit angedauert haben, gefolgt von Sorgen und Depression, sollte man nicht damit warten, professionelle Hilfe zu leisten oder zu empfehlen. Dies soll anhand der Beispiele von *Kitty* und *Laila* illustriert werden.

═══ Fallbeispiel 1: Kittys Teenagerspeck?

Kitty, die schwere Eßstörungen hat, sich am Tag mehrmals erbricht und dazwischen auch kurze Zeit fastet, erzählt, daß sie als Vierzehnjährige den Hausarzt um Hilfe bat, um schlank zu werden – das war vor fünf Jahren. Sie hatte etwas Teenagerspeck, und vernünftigerweise wollte der Arzt sie nicht auf eine Schlankheitsdiät setzen. Einige Monate später, als sie den Arzt wieder aufsuchte, um Hilfe zum Schlankwerden zu bekommen, bot er ihr Beruhigungstabletten an. Da hatte *Kitty* zehn Kilo abgenommen, bewältigte kaum die Schule und isolierte sich von ihren Freunden. Niemand in der Familie merkte etwas, bevor sie, wie *Carla* (vgl. S. 24), damit begann, täglich den Kühlschrank zu leeren. Da beklagten sich die Eltern über die Höhe der Ausgaben, reagierten aber nicht darauf, daß sie trotz der enormen Mengen, die sie aß, stets sehr dünn war. Sie erbrach sich nach allen Mahlzeiten. Mehrmals ging sie zum Arzt, aber da er »nicht die richtigen Fragen stellte, erzählte ich nichts!«

Jetzt ist *Kitty* besorgt und ängstlich. Sie hat aber auch Angst davor, sich ändern zu müssen und sagt, daß sie psychiatrische Hilfe brauche. Sie erklärt, sie habe Angst davor, etwas zu fühlen, Angst vor der Depression, die sie bemüht ist, von sich fernzuhalten. Gleichzeitig leidet sie darunter, daß sie völlig isoliert ist. Sie schaffte es nicht, mit jemandem Kontakt zu halten, auch nicht, Freunde oder einen Freund zu haben, da sie sämtliche Kräfte, Zeit und Geld darauf verwendet, zu essen und sich zu erbrechen.

═══ Fallbeispiel 2: Relatives Übergewicht

Die 22jährige *Laila* lächelt, ist lebhaft und hat einige wenige Kilo Übergewicht. Sie erzählt, daß sie fast immer Trost im Essen sucht, abgesehen von einigen Perioden, in denen sie eine Blitzdiät macht. Seit fast zwei Jahren macht sie sich Sorgen um ihr Gewicht und ihre Eßgewohnheiten. Sie erbricht sich nicht, leidet aber darunter, daß sie ans Essen denkt und sich damit beschäftigt und daß sie versucht, nagende Gefühle der Traurigkeit und der inneren Leere durch Essen zu betäuben. Sie leidet auch unter ihrem relativen Übergewicht, aber scheinbar in einem vernünftigen Maß. *Laila* sieht ihre Beschwerden und ihr Eßverhalten als Ausdruck für ein inneres, psychologisches Problem, das mit ihrem Bild von sich selbst zu tun hat, ob sie mit sich zufrieden ist, so wie sie ist. Es wäre übertrieben, ihren Zustand als Bulimia nervosa zu bezeichnen. Aber *Laila* und viele Frauen und Männer in entsprechender Situation können von fachlicher Hilfe profitieren – kurzen Gesprächsbehandlungen oder Psychotherapie, bevor die Probleme durch ihre lange Dauer und die wachsende soziale Isolation chronisch werden. *Laila* zu diesem Zeitpunkt mit Ratschlägen über Jogging und Schlankheitskuren (die sie schon oft versucht hat) zu kommen, würde bedeuten, daß ein inneres Problem nach außen verlagert wird – daß man von einem psychologischen Bezugssystem zu einem materialistischen übergeht.

Wer kann eine frühzeitige Diagnose stellen?

Es ist klar, daß die Resultate besser sind, je früher die Patientin in Behandlung kommt, wobei es fast nicht darauf ankommt, welche Behandlungsform man benutzt. Gute Behandlungsresultate bedeuten, daß die Patientin ihre Symptome schnell verliert und gleichzeitig ihr Bild von sich selbst, ihre Fähigkeit, Situationen zu meistern und ihr Verhältnis zu anderen Menschen entwickelt und verändert. Durch eine frühe Behandlung wird vermieden, daß die Patientin und ihre Umgebung destruktive gegenseitige Verhaltensweisen festigen, bei denen Eß- und Kontaktstörungen sich weiterentwickeln können und eine materialistische und konkrete Denkweise dominierend wird.

Gewöhnlich sind es der praktische Arzt oder die Krankenschwester an der Schule, die gemeinsam mit dem Lehrer und Berater die besten Möglichkeiten haben, Probleme zu entdecken und eine frühe Diagnose zu stellen. Obwohl die Patientin selten von ihrem Eßverhalten und ihren Symptomen erzählen wird, wird sie oft z. B. über ihr Gewicht und diffuse Beschwerden, Schmerzen und Schlaflosigkeit klagen. Bei etwas Geduld wird sie auch auf direkte Fragen nach anderen unangenehmen Beschwerden und schwierigen Gefühlen antworten.

Sechs Fragen zur frühzeitigen Diagnose

Hat man eine Veränderung des Gewichts, besonders einen plötzlichen Gewichtsverlust, und spezielle Eßgewohnheiten konstatiert, sind folgende Fragen zu stellen:

1. Was geschah in der Zeit, bevor die Patientin begann, sich zu dick zu fühlen?
2. Wann begann sie damit, auffällig abzunehmen oder zuzunehmen?
3. Isoliert sie sich?
4. Fühlt sie sich hilfloser, verwirrter und leerer, als dies normal ist?
5. Gibt es in der Familie Konflikte, die sie vielleicht nur ahnt, sie aber besorgt machen?
6. Hat es eine Zeit mit Veränderungen und Loslösung, Leistungsdruck in sozialer Hinsicht, in der Schule oder im Beruf gegeben?

Allgemeiner Praktiker oder Spezialist?

Das Gesundheitswesen, der Schularzt oder ein praktischer Arzt können die Voraussetzung dafür haben, die Situation ganzheitlich und praktisch zu sehen und einen frühen und vernünftigen, nicht dramatisierenden, fachlichen Kontakt mit der Patientin und ihrer Familie herzustellen. Zu den wichtigsten Dingen bei der Behandlung gehören die frühe Aufdeckung der Probleme und die Schaffung von Vertrauen und Kontakt, die nötig sind, um zusammenarbeiten zu können.

Wenn man sieht, wie verwickelt und vielschichtig das Verhältnis zwischen Patientin, Eßstörungen und der nächsten Umgebung und zwischen Gefühlen und Körper sind, scheint es klar, daß der Hinweis auf einen Spezialisten für Psychologie oder Psychiatrie oder auf eine Familientherapie in den meisten Fällen das zweckmäßigste ist.

Die Familientherapie kann das einzige und beste Mittel sein, um eine Zusammenarbeit mit der Patientin und ihrer Familie zustande zu bringen, was oft die Voraussetzung der Heilung ist. Wenn mit der Familientherapie früh begonnen wird, kann diese Behandlungsform diejenige sein, die am wenigsten langwierig und schmerzlich ist und zu guten Resultaten führt.

Die psychologische Behandlung, wie die Psychotherapie, wird in den meisten Fällen die Behandlungsform sein, die die besten Heilungsmöglichkeiten hat. Der Grund hierfür ist, daß die Psychotherapie die Entwicklung von Identität und Selbständigkeit in den Brennpunkt rückt. Die Behandlung von Magersucht und Eßsucht muß die Entwicklung von Alternativen beinhalten, bei der die Beschäftigung mit dem Körper zu schweren psychischen Schäden, Isolation und Verzweiflung führt. Die beste Hilfe ist, der Patientin die Möglichkeit zu geben, eigene neue Wege zu entwickeln, um sich selbst und ihren Körper zu besitzen.

Literatur

Askevold, F.: Anorexia nervosa hos yngre kvinner. Doktorgradsavhandling, 1980

Bassøe, H.: Anorexia nervosa. Artikkel i Medisin & Helse 1 (1983)

Beumont, P. J. V., George, G. C. W., Smart, D. E.: »Dieters and vomiters and purgers in Anorexia nervosa«. Psychological Medicine 6 (1976)

Bhanji, S.: »Anorexia nervosa: Physicians and psychiatrists opinions and practice«. Psychosomatic Research, vol. 23, 1979

Bruch, H.: Eating disorders. 1973

Buhl, C.: »Gruppeterapi som behandlungsmetode ved anorektiske og bulimiske tilstander«. Nordisk Psychiatrisk Tidsskrift 1985

Button, E. J., Fransella, F., Slade, P. D.: »A reappraisal of body perception disturbance in anorexia nervosa«. Psychological Medicine 7 (1977)

Caillé, P., Abrahamsen, P., Girolami, C., Søbye, B.: »Systemteoretisk tilnaerming til et tilfelle av anorexia nervosa«. Fokus på Familien 2 (1977)

Crisp, A. H.: Anorexia nervosa. Let me be. 1980

Crisp, A. H.: Anorexia nervosa. British Journal of Hospital Medicine 1 (1967)

Dally, P.: Anorexia nervosa. 1969

Garner, D., Garfinkel, P., Stancer, H., Moldovski, L.: »Body image disturbances in anorexia nervosa and obesity«. Psychosom. Medicine 38 (1976)

Garfinkel, P., Garner, D.: Anorexia nervosa: A Multidimentional perspective. 1980. Se også artiler av *Garfinkel* und *Garner* i *Vigersky, R. A.:* Anorexia nervosa, 1977

Hsu, L. K. G., Crisp, A. H., Harding, B.: »Outcome of anorexia nervosa«. Lancet, Januar 1979

Kalucy, R. S., Crisp, A. H., Harding, B.: »A study of 56 families with anorexia nervosa«. Brit. Journal of Medical Psychology 50 (1977)

Lasegué, L. C.: »De l'anorexie hysterique«. Archives Generale de Medicine 1 (1873)

Long, C., Cordle, C.: »Psychological treatment of binge eating and self-induced vomiting«. British Journal of Medical Psychology 55 (1982)

Morgan, H. G., Russell, G. F. M.: »Value of family background and clinical features as predictors ... four-year follow-up study of 41 patients«. Psychological Medicine 5 (1979)

New England Journal of Medicine (308) 1983

Palmer, R.: »The dietary chaos syndrome«. Brit. Journal of Medical Psychology 52 (1979)

Rand, C., Stunkard, A.: »Obesity and psychoanalysis«. American Journal of Psychiatry 1940 (1983)

Rowland, C. (Hrsg.): Anorexia and obesity. 1970

Russell, G. F. M.: »Bulimia nervosa: An ominous variant of anorexia nervosa«. Psychological Medicine 9 (1979)

Russell, G. F. M.: »The current treatment of anorexia nervosa«. Brit. Journal of Psychiatry 138 (1981)

Russell, G. F. M.: »The present status of anorexia nervosa«. Psychological Medicine 7 (1977)

Schwartz, D., Thompson, M.: »Do anorectics get well?« American Journal of Psychiatry 138 (1981)

Selvini Palazzolie, Mara: »Awareness of body dimensions in anorexia nervosa«. Psychological Medicine 3 (1973)

Stunkard, A.: The pain of obesity. 1976

Thomä, H.: Anorexia nervosa. 1967

Vigersky, R. A. (Hrsg.): Anorexia nervosa. 1977

Weiss, S. R.: »Obesity«. Psychiatric Clinics of North America 7 (1984)